essentials

Claudia Wente-Waedlich

P. Lloyd Hildebrand · Rainer Waedlich

KI in der ophthalmologischen Versorgung

Von der Vision zur Praxis – Grundlagen, Anwendungsfelder und Regularien

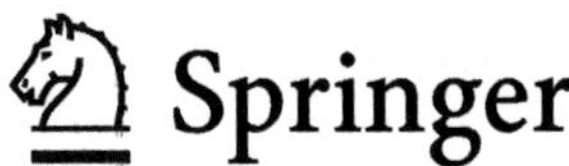 Springer

Claudia Wente-Waedlich
wkomma GmbH
Köln, Deutschland

Rainer Waedlich
wkomma GmbH
Köln, Deutschland

P. Lloyd Hildebrand
Kerkorian School of Medicine
University of Nevada Las Vegas
Las Vegas, USA

ISSN 2197-6708　　　　　　　ISSN 2197-6716　(electronic)
essentials
ISBN 978-3-662-72885-7　　　ISBN 978-3-662-72886-4　(eBook)
https://doi.org/10.1007/978-3-662-72886-4

Die Deutsche Nationalbibliothek verzeichnet diese Publikation in der Deutschen Nationalbibliografie; detaillierte bibliografische Daten sind im Internet über https://portal.dnb.de abrufbar.

Springer ist ein Imprint der eingetragenen Gesellschaft Springer-Verlag GmbH, DE und ist ein Teil von Springer Nature.
Die Anschrift der Gesellschaft ist: Heidelberger Platz 3, 14197 Berlin, Germany

Wenn Sie dieses Produkt entsorgen, geben Sie das Papier bitte zum Recycling.

Was Sie in diesem *essential* finden können

- Einblick in die zunehmenden KI-Anwendungen in der augenärztlichen ambulanten, ambulant chirurgischen und stationären Versorgung
- Ansatz zur KI-Regulierung für Verantwortliche in Augenkliniken, Augenarztpraxen und Unternehmen der Augenheilkunde
- Beschreibung der Rahmenbedingungen für risikoreiche KI-Anwendungen in der augenärztlichen Versorgung (z. B. KI-gestützte Medizintechnik)
- Beispiele für KI-Anwendungen in der augenärztlichen Praxis mit Fallstudien
- Überblick über medizinische Informatikstandards im KI-Kontext in der Augenheilkunde

Vorwort

Künstliche Intelligenz (KI) verändert die Augenheilkunde rasant und bietet Ärzten und Branchenführern leistungsstarke Werkzeuge. Die deutschsprachigen Gesundheitsmärkte (Deutschland, Österreich, Schweiz) werden von KI-gesteuerten Innovationen erheblich profitieren. Dieses *Essentials* untersucht, wie KI die Augenheilkunde neugestaltet – von der Früherkennung von Krankheiten bis hin zur Unterstützung bei Operationen – und geht dabei auf die für diese Regionen spezifischen regulatorischen, personellen und datenschutzrechtlichen Aspekte ein. Ziel ist es, Augenärzten, Klinik- und Praxismanagern, Mitarbeitern mit Kundenkontakt und Entscheidungsträgern der Branche einen leicht zugänglichen, detaillierten Überblick über die aktuelle und zukünftige Rolle der KI in der Augenheilkunde zu geben. Es werden klinische Erkenntnisse mit Branchenperspektiven kombiniert und stellen so sicher, dass die Inhalte sowohl fachlich fundiert als auch leicht verständlich sind.

Künstliche Intelligenz (KI) verändert die medizinische Praxis rasant, und die Augenheilkunde steht an der Spitze dieser Entwicklung. *„Künstliche Intelligenz in der ophthalmologischen Versorgung: Von der Vision zur Praxis"* wurde geschrieben, um die Lücke zwischen technologischer Entwicklung und klinischer Anwendung zu schließen und Augenärzten ein klares, praktisches Verständnis dafür zu vermitteln, wie KI ihre Arbeit heute und in Zukunft unterstützen kann. Im Gesundheitswesen werden viele Anwendungen KI als *Augmented Intelligence* einsetzen. Diese Form der KI im Gesundheitswesen bezieht sich auf die kollaborative Rolle von KI-Technologien bei der Verbesserung der menschlichen Entscheidungsfindung, anstatt diese zu ersetzen. Die Autoren gehörten 2015 federführend zu den Gründern einer internationalen Arbeitsgruppe zur Evaluierung von KI-Datenmodellen (IBM-WATSON Health) in der Augenheilkunde.

Im Gegensatz zum Konzept der *künstlichen Intelligenz,* das oft eine vollständige Automatisierung oder maschinengesteuerte Entscheidungen impliziert, betont *Augmented Intelligence* die Unterstützung und Verstärkung des Fachwissens, des Urteilsvermögens und der Handlungen von Fachkräften im Gesundheitswesen. Der Begriff im Englischen „AI" ist bewusst mehrdeutig, um sowohl Artificial Intelligenz (Künstliche Intelligenz) als auch *Augmented Intelligence (verbesserte und erweitere Intelligenz)* zu erfassen. Kliniker, Forscher und Führungskräfte im Gesundheitswesen erkennen, dass Technologie allein die Behandlungsergebnisse nicht verbessert – sondern Menschen.

Claudia Wente-Waedlich
P. Lloyd Hildebrand
Rainer Waedlich

Im Buch wird einheitlich das generische Maskulinum verwendet. Die verwendeten Personenbezeichnungen sollen sich, sofern nicht anders kenntlich gemacht, jedoch auf alle Geschlechter und Geschlechtsidentitäten beziehen.

Inhaltsverzeichnis

Über die Autoren

Prof. Dr. Peter Lloyd Hildebrand (MD) Lloyd Hildebrand, gebürtiger Kanadier, ist Professor für Augenheilkunde in den USA. Er ist als plastisch-rekonstruktiver Augenarzt in Las Vegas tätig. Zuvor arbeitete er 22 Jahre am Dean McGee Eye Institute, der Augenklinik der University of Oklahoma in Oklahoma City, USA. Er trug maßgeblich zur Entwicklung von Augenkliniken in China, Afrika und Peru bei. Er entwickelte digitale Systeme zur IT-gestützten Früherkennung und Behandlung der diabetischen Retinopathie und leitete die Entwicklung globaler IT-Standards für die Augenheilkunde. Er spielte eine führende Rolle in IBM Watson Health-Projekten zur Anwendung künstlicher Intelligenz in der Augenheilkunde in Japan und den USA (siehe Kapitel „Von den Anfängen"). Ein weiteres Spezialgebiet von Professor Hildebrand sind strukturierte Standards für medizinische Daten als Grundlage für maschinelles Lernen und KI im klinischen Gesundheitswesen. Viele Jahre lang war er Mitglied im internationalen DICOM-Komitee und vertrat die USA, vertreten durch die American Academy of Ophthalmology (AAO), in der WHO-Arbeitsgruppe zur Entwicklung der ICD-11 (Internationale Klassifikation der Krankheiten, 11. Revision) für die digitale Kodierung medizinischer Diagnosen. Durch seine Vorträge und Publikationen ist er in der internationalen Fachwelt bekannt.

Claudia Wente-Waedlich Claudia Wente-Waedlich ist Expertin für Digitalisierung und Qualitätsmanagement in Kliniken, Arztpraxen und für E-Healthcare Software. In ihrer über 30-jährigen Berufslaufbahn hat sie mehr als 1200 Krankenhäuser, Kliniken und Arztpraxen mit über 3500 Ärzten und mehr als 11.000 Mitarbeitenden in Deutschland/Europa und den USA, China sowie Japan bei der Einführung von strukturiertem Qualitätsmanagement und ePA-Systemen begleitet. Ihr Spezialgebiet ist die digitale Wissensvermittlung mit modernen Kommunikations-Strategien wie NLP (Neurolinguistische Programmierung) und die Nutzung von E-Learning Technologien und KI (Künstliche Intelligenz). In der ersten KI-Studie in der Ophthalmologie (IBM Watson Health) war sie für die ophthalmologischen Terminologie Standards verantwortlich. In der Augenklinik der Universität Peking/China (PKUPH) war sie 2011–2013 zusammen mit einer chinesischen Expertengruppe für die Einführung der ophthalmologischen digitalen Patientenakte verantwortlich.

Claudia Wente-Waedlich war über 15 Jahre im Aufsichtsrat von Health IT- Unternehmen in Deutschland und USA tätig. Aktuell ist sie Geschäftsführerin in der MCSS Gesellschaft in Köln für den Bereich Coaching und E-Learning verantwortlich.

Rainer Waedlich Der Autor Rainer Waedlich ist Experte für Health-IT (E-Health), KI, Informationssicherheit/Cyberschutz und Qualitätsmanagement im Gesundheits- und Sozialbereich. In seiner über 40-jährigen internationalen Berufslaufbahn hat er softwarebasierte Produkte im Gesundheitswesen für medizinische Informationssysteme zur Dokumentation und klinische Entscheidungsunterstützung entwickelt. Über 1000 Unternehmen und medizinische Einrichtungen hat er weltweit in IT-Projekten unterstützt. In den Jahren 2013/2014 hat er u. a. das chinesische Gesundheitsministerium in Beijing in der Digitalisierung und zu IT-Sicherheitskonzepten in China beraten.

Im ersten Projekt für Künstliche Intelligenz (KI) in der Augenheilkunde koordinierte er die Arbeitsgruppe von IBM-Watson Health, TOPCON, ifa systems und MERGE in den Jahren 2015/2016. Die Ergebnisse der KI-Studien wurden in den folgenden Jahren in verschiedenen Projekten und Produkten im internationalen Markt eingeführt.

Als Aufsichtsratsvorsitzender deutscher und amerikanischer Health IT-Unternehmen war er mehr als 20 Jahre lang u. a. für die Compliance von wissensbasierten Projekten verantwortlich (Entwicklung von Algorithmen für Vorstufen von AI-Anwendungen, „Artificial Intelligence in Medicine").

Einleitung 1

Dass Künstliche Intelligenz (KI) die Welt verändert, ist inzwischen allgemein anerkannt. Die Auswirkungen im Gesundheitswesen werden besonders signifikant sein. Insider erwarten eine Verbesserung der Versorgungsqualität bei einer gleichzeitigen Effizienzsteigerung.

Die Ophthalmologie ist in diesem Kontext prädestiniert für KI-Anwendungen. Der Anteil strukturierter medizinischer Daten ist höher als in anderen Facharztbereichen und damit geeignet für die grundlegenden KI-Lernprozesse. Die Autoren gehörten 2015 federführend zu den Gründern einer internationalen Arbeitsgruppe zur Evaluierung von KI-Datenmodellen (IBM-WATSON Health) in der Augenheilkunde.

Dieses Essential basiert auf dem Entwicklungsstatus des Q4 2025. Wegen der dynamischen Entwicklung von Artificial Intelligence (AI) in der internationalen Augenheilkunde veröffentlichen die Autoren Updates zu diesem ESSENTIAL ab 2026 im Internet unter ▶ sn.pub/w3bs03.

Die Informationssicherheit im regulatorischen Kontext definiert eine wichtige Dimension auch für Künstliche Intelligenz. Von dem Autorenteam ist dazu im SPRINGER-Verlag auch das Essential „NIS-2 für Führungskräfte im Gesundheitswesen" erschienen (https://link.springer.com/book/10.1007/978-3-662-70937-5).

1.1 KI im Gesundheitswesen

Automatisierte Diagnoseunterstützung, Ressourcenoptimierung und intelligente Patientenkommunikation können das Gesundheitswesen revolutionieren. Mit diesen Anwendungen der KI werden digitale Prozesse immer dominierender in der

C. Wente-Waedlich et al., *KI in der ophthalmologischen Versorgung*, essentials, https://doi.org/10.1007/978-3-662-72886-4_1

Gesundheitsversorgung. Damit können Kosteneffizienz und Personalproduktivität in der Gesundheitsversorgung deutlich optimiert werden.

Allerdings steigen mit wachsender Digitalisierung auch die Anforderungen an IT-Sicherheit und Datenschutz. Die EU-Richtlinie NIS-2 verpflichtet Gesundheitseinrichtungen, professionelle Sicherheitsmaßnahmen und Risikomanagementprozesse zu etablieren. Parallel dazu gibt die Datenschutz-Grundverordnung (DSGVO) verpflichtende Maßnahmen für den Datenschutz vor. KI-Anwendungen im Gesundheitswesen müssen daher nicht nur innovativ und produktiv, sondern auch rechtskonform mit den neuen verpflichtenden EU-Rechtsnormen sein.

1.2   KI in der Augenheilkunde

Die Augenheilkunde ist aufgrund ihrer reichhaltigen Datenumgebung und ihrer Abhängigkeit von diagnostischer Bildgebung in einer einzigartigen Position, um KI zu nutzen. Die Augenheilkunde generiert riesige Mengen strukturierter visueller Daten – von Netzhautfotografien über OCT-Scans bis hin zu Gesichtsfeldtests – und liefert damit den „Treibstoff" für moderne KI-Algorithmen. Dies macht die Augenheilkunde zu einem der „KI-fähigsten" Fachgebiete in der Medizin.

1.2.1   Treiber für die Einführung von KI

Mehrere Faktoren tragen dazu bei, die Integration von KI in der Augenheilkunde voranzutreiben. Es besteht ein dringender Bedarf, *die Früherkennung* von Erkrankungen, die das Sehvermögen bedrohen, zu verbessern. Erkrankungen wie diabetische Retinopathie (DR), altersbedingte Makuladegeneration (AMD) und Glaukom schreiten unbemerkt fort, bis irreversible Schäden entstanden sind. Eine rechtzeitige Diagnose und Behandlung können das Sehvermögen erhalten. Vielen Patienten fehlt allerdings der einfache Zugang zu einer regelmäßigen fachärztlichen Untersuchung.

KI kann in diesem Kontext auch *die klinische Entscheidungsfindung* verbessern, indem Algorithmen entwickelt werden, die bei Risikomanagement, Behandlungsplanung und Krankheitsüberwachung helfen. Diese Tools ergänzen das menschliche Urteilsvermögen durch konsistente, quantitative Bewertungen. Sie ersetzen jedoch *nicht* die fachliche Entscheidungsfindung des Arztes.

Einsatzbereiche von KI in der ophthalmologischen Versorgung

Stand Q1 2026

Screening & Früherkennung	OP-Planung & interoperative Assistenz
CDSS (Clinical Decision Support System)	Datenanalyse & Forschung
Verlaufskontrolle & Prognose	Teleophthalmologie

Abb 1.1 Die praktischen Anwendungen von KI in der ophthalmologischen Versorgung

1.2.2   Die praktische Anwendung von KI

(Siehe Abb. 1.1).

Die praktische Anwendung von KI in der Augenheilkunde erfordert den Aufbau von Vertrauen und die Erbringung von Nachweisen. Ärzte benötigen klare Vorteile und Validierungen, bevor sie neue KI-Tools einsetzen. Erste Erfolge haben dazu beigetragen, den Weg zu ebnen. So hat die US-amerikanische FDA beispielsweise 2018 ein autonomes KI-System für die Untersuchung auf diabetische Retinopathie (IDx-DR) zugelassen, nachdem es eine hohe Genauigkeit bei der Erkennung von behandlungsbedürftigen Erkrankungen gezeigt hatte. In Europa wurden Dutzende von KI-basierten ophthalmologischen Geräten mit dem CE-Zeichen versehen, was eine breitere Akzeptanz widerspiegelt (97 % der identifizierten ophthalmologischen KI-Geräte sind in der EU zugelassen, gegenüber nur 8 % in den USA). Es gibt Skepsis gegenüber „Black-Box"-Modellen, denen es an Interpretierbarkeit mangelt. Viele Entwickler integrieren nun Erklärungsfunktionen (wie „Heat Maps", die Krankheitsherde in einem Bild hervorheben), um die KI-Ergebnisse für die Nutzer transparenter zu machen. Die klinische Validierung in verschiedenen Patientengruppen und die nahtlose Integration in die Praxis sind der Schlüssel zum Erfolg der KI. Augenärzte werden KI nur dann in großem Umfang akzeptieren, wenn sie die Versorgungsqualität nachhaltig verbessert, sich in ihren Arbeitsablauf integrieren lässt und mit den beruflichen Standards vereinbar ist.

Augenärztliche Prävention und Früherkennung mit KI

2

Die präventive Augenversorgung und die Früherkennung von Krankheiten sind Bereiche, in denen KI einen bedeutenden Einfluss hat. Viele zur Erblindung führende Krankheiten könnten verhindert oder gemildert werden, wenn sie frühzeitig erkannt werden. KI hilft dabei, Risikopatienten schneller und effizienter als mit herkömmlichen Methoden zu identifizieren.

2.1 Beispiel diabetische Retinopathie

Die diabetische Retinopathie (DR) ist eine der Hauptursachen für Erblindung bei Erwachsenen im erwerbsfähigen Alter. Etwa jeder dritte Diabetiker leidet in gewissem Maße an DR. Allerdings lassen viele Risikopatienten aufgrund des Mangels an Augenärzten oder logistischer Hindernisse keine jährlichen Netzhautuntersuchungen durchführen. KI-Algorithmen, die anhand von Zehntausenden von Fundusfotografien trainiert wurden, können DR nun ohne menschliche Bewertung genau erkennen.

IDx-DR war das erste autonome KI-System, das für die Diagnose von DR anhand von Netzhautbildern aus einer Primärversorgungsklinik zugelassen wurde. Es kann sofort feststellen, ob eine mehr als leichte DR vorliegt, was bedeutet, dass ein Patient an einen Spezialisten überwiesen werden muss. Der Einsatz in der Primärversorgung und in Apotheken in den USA hat bestätigt, dass KI-Screenings die Zahl der untersuchten Diabetespatienten erhöhen und eine das Sehvermögen bedrohende Retinopathie früher erkennen können. In frühen Stadien können Patienten noch wirksam behandelt werden.

© Der/die Autor(en), exklusiv lizenziert an Springer-Verlag GmbH, DE, ein Teil von Springer Nature 2026
C. Wente-Waedlich et al., *KI in der ophthalmologischen Versorgung*, essentials, https://doi.org/10.1007/978-3-662-72886-4_2

Diabetische Retinopathie (DR) verstehen Die Netzhaut ist auf ein sehr empfindliches Netzwerk winziger Blutgefäße angewiesen, um mit Sauerstoff und Nährstoffen versorgt zu werden. Bei Diabetes schädigt ein hoher Blutzuckerspiegel nach und nach diese kleinen Gefäße, insbesondere in der Makula, dem Teil der Netzhaut, der für das detaillierte zentrale Sehen zuständig ist.

Was passiert mit den Blutgefäßen bei Diabetes? Mit der Zeit schwächt die ständige Belastung durch erhöhten Glukosespiegel die Gefäßwände, macht die Gefäße undicht oder verursacht Blockaden im Blutfluss. Wenn Gefäße undicht werden oder sich verschließen, wird die Netzhaut nicht mehr ausreichend mit Sauerstoff versorgt und versucht, dies durch die Bildung neuer Blutgefäße auszugleichen (diese sind jedoch empfindlich und neigen zu Blutungen). Undichte Gefäße führen dazu, dass sich Flüssigkeit und Lipide in oder in der Nähe der Makula ansammeln, was zu einem diabetischen Makulaödem (DME) führt, einer der Hauptursachen für Sehverlust. Im Frühstadium der Erkrankung treten nur wenige Symptome auf – daher ist eine Vorsorgeuntersuchung unerlässlich, um die erkrankung zu erkennen, bevor das Sehvermögen beeinträchtigt wird.

Was macht die autonome KI-Untersuchung? Eine spezielle Netzhautfotografie kann diese frühen Gefäßveränderungen aufzeigen. KI-basierte Untersuchungssysteme analysieren diese Bilder und bestimmen, ob der Schweregrad der Erkrankung eine Überweisung an einen Augenarzt erforderlich macht. Das System bewertet automatisch makulazentrierte Farbfundusbilder, um eine „überweisungsbedürftige DR" (in der Regel moderate NPDR oder schlimmer und/oder diabetisches Makulaödem (DME)) zu erkennen. Es wird in der Primärversorgung und in der Optometrie eingesetzt, um Patienten zu triagieren und diejenigen zu identifizieren, die an einen Augenarzt überwiesen werden müssen.

So funktioniert das KI-System
- **Eingaben:** Die Kamera nimmt Fotos vom Augenhintergrund auf. Zwei 45°-Bilder mit Fokus auf der Makula pro Aufnahme, unter Verwendung minimaler Auflösungs- und Beleuchtungsstandards.
- **Qualitätskontrolle:** Die KI überprüft die Bildqualität. Ein Qualitätsklassifikator lehnt nicht bewertbare Bilder (Unschärfe, kleine Pupille, Trübung der Augenmedien) ab; das System fordert zur Wiederholung der Bildgebung mit Pupillenerweiterung auf oder kennzeichnet die Untersuchung als „technischen Fehler".

- **Vorverarbeitung:** Das Bild wird hinsichtlich Farbbalance, Normalisierung der Beleuchtung und Lokalisierung des Sehnervenkopfes/der Makula angepasst.
- **Läsionsdetektoren:** Die Netzhaut wird auf Anzeichen von Schäden gescannt. CNNs segmentieren das Bild nach winzigen Schwachstellen in Gefäßen (Mikroaneurysmen), Blutungspunkten (Punkt-/Fleckblutungen) und ausgetretenen Fettablagerungen (Exsudaten). Die KI zählt diese Läsionen und misst, wie nah sie am Zentrum des Gesichtsfeldes liegen.
- **Risikoaggregation:** Ein kalibriertes Modell wandelt die Läsionslast und ihre Verteilung in eine binäre Entscheidung (überweisungsbedürftige vs. nicht überweisungsbedürftige Erkrankung) und einen Konfidenzwert um. Wenn keine sehkraftbedrohende Erkrankung vorliegt, empfiehlt es eine erneute Untersuchung in einem Jahr, oder wenn ein hohes Risiko für eine sehkraftbedrohende Erkrankung besteht, eine Überweisung an einen Augenarzt.

Warum diese Untersuchung wichtig ist
KI erweitert die Untersuchungskapazitäten, erkennt Sehkraft bedrohende Erkrankungen früher und reduziert Nichterscheinen/Unterüberweisungen.

Allgemeine Überlegungen und Sicherheitsvorkehrungen
Die Bildqualität ist entscheidend für die Erkennung der wichtigsten Läsionen, und kleine Pupillen oder Katarakte können die Bildqualität beeinträchtigen, sodass eine Pupillenerweiterung mit wiederholter Bildgebung erforderlich ist. Die Systeme müssen für verschiedene Hauttöne und Kameratypen validiert werden, um die Genauigkeit zu gewährleisten.

2.2   KI und altersbedingte Makula Degeneration

Die altersbedingte Makuladegeneration (AMD) ist eine Erkrankung, die die zentrale Netzhaut (die Makula) schädigt und das scharfe, detaillierte Sehen beeinträchtigt. Die trockene AMD schreitet langsam voran, da die Stützzellen unter der Netzhaut abgebaut werden, während die feuchte AMD auftritt, wenn fragile neue Blutgefäße unter der Netzhaut wachsen und Flüssigkeit oder Blut austreten, was zu einem schnelleren Verlust der Sehkraft führt. Bei der feuchten AMD kann sich die Flüssigkeit innerhalb der Netzhaut (IRF), unter der Netzhaut (SRF) oder unter dem RPE (PED) ansammeln – und die Stelle, an der sich die Flüssigkeit befindet, gibt Aufschluss darüber, wie oft Anti-VEGF-Injektionen erforderlich sind, um das Sehvermögen zu schützen.

Die Netzhaut und ihre Schichten verstehen

Die Netzhaut ist eine dünne Schicht lichtempfindlichen Gewebes, die die Rückseite des Auges auskleidet und wie der Film oder der digitale Sensor in einer Kamera funktioniert. Wenn Licht in das Auge eintritt, fängt die Netzhaut es ein und sendet visuelle Signale an das Gehirn, sodass wir sehen können.

Zur Verdeutlichung kann man sich die Netzhaut als drei Hauptfunktionsschichten vorstellen:

- Die Photorezeptoren (Stäbchen und Zapfen) bilden die oberste Schicht. Diese Zellen nehmen Licht wahr und sind für das scharfe, detaillierte und farbige Sehen verantwortlich.
- Das retinale Nervengewebe bildet die mittlere Schicht und enthält die Nervenzellen, die visuelle Informationen verarbeiten und an den Sehnerv weiterleiten.
- Das retinale Pigmentepithel (RPE) und die Bruchsche Membran bilden die untere Stützschicht. Diese Schicht versorgt die Netzhaut mit Nährstoffen, entfernt Abfallstoffe und trägt dazu bei, dass die Netzhautschichten richtig ausgerichtet bleiben.

Im Zentrum der Netzhaut befindet sich die Makula, die die höchste Konzentration an Photorezeptoren aufweist und für das detaillierte zentrale Sehen sorgt, das zum Lesen, Autofahren und Erkennen von Gesichtern erforderlich ist.

Die Netzhaut wird von zwei getrennten Kreislaufsystemen mit Blut versorgt:

- Die Netzhautblutgefäße, die sich an der Oberfläche der Netzhaut befinden, versorgen die inneren Nervenlagen.
- Die Aderhautblutgefäße, die sich unter dem retinalen Pigmentepithel und der Bruchschen Membran befinden, versorgen die Photorezeptoren mit Sauerstoff und Nährstoffen. Die Aderhaut verfügt über eine der reichhaltigsten Blutversorgungen im Körper, da Photorezeptoren für ihre Funktion extrem viel Energie benötigen.

Was passiert bei AMD?

Mit zunehmendem Alter kann die Stützschicht unter der Netzhaut (der RPE-Bruch-Membran-Komplex) schwächer werden, was zu einer Ansammlung von Abfallstoffen führt, die als Drusen bezeichnet werden. Wenn diese Schicht dicker wird, können Sauerstoff und Nährstoffe die Photorezeptoren nur noch schwer erreichen, was zu einer leichten Belastung führt. Als Reaktion darauf schüttet das Auge den vaskulären endothelialen Wachstumsfaktor (VEGF) aus, der das Wachstum neuer, aber fragiler Blutgefäße aus der Aderhaut auslöst – und damit die Voraussetzungen für eine feuchte AMD schafft.

Optische Kohärenztomographie (OCT)
Die optische Kohärenztomographie (OCT) ist ein hochauflösendes Bildgebungsverfahren, bei dem Lichtwellen verwendet werden, um Querschnittsbilder der Netzhaut zu erstellen, ähnlich wie bei der Ultraschalluntersuchung, bei der Schallwellen zum Einsatz kommen. Mit der OCT können Ärzte die einzelnen Schichten der Netzhaut sehen und selbst kleinste Schwellungen, Flüssigkeitsansammlungen oder strukturelle Veränderungen erkennen. Bei der altersbedingten Makuladegeneration (AMD) wird die OCT bei jedem Besuch eingesetzt, da sie zeigt, ob abnormale Blutgefäße undicht sind und wo sich Flüssigkeit ansammelt. Der Scan kann Folgendes aufzeigen:

- Intraretinale Flüssigkeit (IRF) – Flüssigkeit im Netzhautgewebe
- Subretinale Flüssigkeit (SRF) – Flüssigkeit unter der Netzhaut
- Pigmentepithelabhebung (PED) – Flüssigkeit, die die Stützschicht anhebt
- Netzhautverdünnung oder Vernarbung im Laufe der Zeit

Diese Befunde sind entscheidend, da sie Aufschluss darüber geben, ob die Erkrankung aktiv ist und ob eine Anti-VEGF-Behandlung erforderlich ist. Wenn die Flüssigkeitsmenge zunimmt, wird die Behandlung in der Regel häufiger durchgeführt oder fortgesetzt; wenn die Flüssigkeitsmenge abnimmt oder sich stabilisiert, können die Behandlungsintervalle schrittweise verlängert werden. Auf diese Weise ist die OCT das wichtigste Instrument zur Überwachung der Krankheitsaktivität und zur Festlegung des Zeitpunkts einer personalisierten Behandlung bei feuchter AMD.

Wie wird KI bei AMD eingesetzt?
Mit KI kann möglicherweise die altersbedingte Makuladegeneration (AMD) früher erkannt werden. Deep-Learning-Modelle können Fundus Bilder auf frühe AMD (Drusen, Pigmentveränderungen) untersuchen und sogar das Fortschreiten zu feuchter AMD vorhersagen. KI leistet bei dieser Aufgabe ebenso gute Arbeit wie Netzhautspezialisten, indem sie das Fortschreiten korrekt vorhersagt und damit ein kritisches Zeitfenster für vorbeugende Behandlungen definiert wird. Solche prädiktiven KI-Tools erleichtern eine gezielte Prävention, z. B. durch eine engmaschigere Überwachung oder prophylaktische Maßnahmen. Patienten, die als Hochrisiko eingestuft werden, werden behandelt. Patienten mit geringem Risiko bleiben unnötige Arztbesuche erspart. Die Ressourcen können dort eingesetzt werden, wo sie am dringendsten benötigt werden.

Künstliche Intelligenz (KI)-Systeme werden zur automatischen Analyse von OCT-Scans der Makula eingesetzt. Diese Scans zeigen Querschnitte der Netzhaut, wo sich Flüssigkeit in verschiedenen Schichten ansammeln kann. Die KI identifiziert die drei wichtigsten Arten von Flüssigkeit und kennzeichnet sie mit Farbcodes:

- Intraretinale Flüssigkeit (IRF) – Flüssigkeit innerhalb des Netzhautgewebes
- Subretinale Flüssigkeit (SRF) – Flüssigkeit unterhalb der Netzhaut
- Pigmentepitheliale Ablösung (PED) – Anhebung der Stützschicht (RPE) aufgrund von Flüssigkeit oder Gefäßwachstum

Anschließend misst die KI die vorhandene Flüssigkeitsmenge, vergleicht sie mit früheren Untersuchungen und hilft dabei festzustellen, ob die Erkrankung aktiv ist (und sofort behandelt werden muss) oder stabil (was möglicherweise längere Intervalle zwischen den Injektionen ermöglicht). Dadurch erhält der Arzt ein klares, konsistentes und quantitatives Bild davon, wie sich die Erkrankung im Laufe der Zeit verändert.

Warum ist dies für die Behandlung wichtig?
Die KI-gestützte OCT-Analyse reduziert die Abhängigkeit von subjektiven Interpretationen, die zwischen Ärzten und von Untersuchung zu Untersuchung variieren können. Durch die Bereitstellung objektiver, wiederholbarer Messungen der Flüssigkeitsmenge unterstützt die KI den „Treat-and-Extend"-Ansatz in der Therapie, bei dem der Zeitpunkt der Injektion auf die Krankheitsaktivität jedes einzelnen Patienten abgestimmt wird. Dies trägt dazu bei, dass

- Patienten mit aktiver Flüssigkeitsansammlung rechtzeitig behandelt werden, um einen Verlust der Sehkraft zu verhindern.
- Patienten mit stabiler Erkrankung unnötige Injektionen vermeiden und das Intervall zwischen den Behandlungen sicher verlängern können.

Durch die Verbesserung der Konsistenz und die frühzeitige Erkennung von Veränderungen trägt KI dazu bei, das Sehvermögen langfristig zu erhalten und die klinische Entscheidungsfindung personalisierter, präziser und effizienter zu gestalten.

2.3 Glaukom

Ein Glaukom verläuft oft symptomfrei bis zum späten Stadium des Sehverlusts. KI-Algorithmen, die Fotos des Sehnervenkopfes und OCT-Scans analysieren, haben gezeigt, dass sie glaukomatöse Schäden in einem frühen Stadium erkennen können. Sie erkennen subtile Muster des Nervenfaserverlusts oder Veränderungen des Gesichtsfeldes. Fälle mit hohem Risiko für eine weitere Untersuchung können so identifiziert werden.

2.4 Öffentliche Gesundheit und Vorsorgeprogramme

KI unterstützt die präventive Augenheilkunde auf Bevölkerungsebene. In nationalen Vorsorgeprogrammen (wie z. B. Initiativen zur diabetischen Augenvorsorge in UK) übernimmt KI den Großteil der Bildbewertung, wodurch die Programme skaliert werden können. Durch die autonome Auswertung regelmäßiger Untersuchungen entlastet das System die menschlichen Auswerter. Diese können sich auf bestätigte oder komplexe Fälle konzentrieren.

In Deutschland, wo die Krankenversicherung regelmäßige Augenuntersuchungen für Menschen mit Diabetes übernimmt, ist die praktische Umsetzung jedoch nicht optimal. Die Integration von KI könnte die Compliance deutlich verbessern.

KI ermöglicht leichter eine flächendeckende Prävention und Früherkennung, indem sie personelle und zeitliche Beschränkungen überwindet. Durch die Erkennung von Krankheiten wie DR, Glaukom und AMD in einem Stadium, in dem Eingriffe am wirksamsten sind, kann KI dazu beitragen, das Sehvermögen in großem Umfang zu erhalten. Als Filter und Triage-Instrument an vorderster Front kann KI die Fähigkeit, die Augengesundheit der Bevölkerung zu schützen, erheblich verbessern.

KI hat in diesem Kontext auch eine volkswirtschaftliche und damit finanzielle Dimension. Die direkten Kosten für die ophthalmologische Versorgung in Deutschland werden mit 2,6 bis 3,0 Mrd. EUR in den unterschiedlichen Studien angegeben (Hirneiß et al. 2014). Hinzu kommt die dreifache Summe für indirekte Kosten in der Pflege und Erwerbsunfähigkeit). Ein weiterer Kostenblock von bis zu 50 Mrd. EUR entsteht durch Erblindungen (Chuvarayan et al. 2020). Eine KI-gestützte frühzeitigere Erkennung und damit optimierte Behandlung kann vermeidbare Sehkraftverluste sowie verbundene Kosten reduzieren. Konkrete nationale Einsparungsschätzungen sind jedoch in der veröffentlichten Literatur nicht gut fundiert. In jedem Fall kann angenommen werden, dass KI wirtschaftlich eingesetzt werden kann. Davon unabhängig kann KI die Lebensqualität der betroffenen Menschen deutlich erhöhen.

Integration von KI in den Workflow der Augenheilkunde

3

Der Einsatz von KI in der Augenheilkunde erfordert eine durchdachte Integration in die klinischen Arbeitsabläufe. Sie muss *sich nahtlos in den Rhythmus und die Abläufe der klinischen Versorgung einfügen,* anstatt Reibungsverluste oder Komplexität zu verursachen.

3.1 Anpassung an den klinischen Arbeitsablauf

Ein häufiger Grund für das Scheitern von KI-Tools ist eine schlechte Integration in den Arbeitsablauf. Wenn ihre Verwendung zusätzliche Schritte erfordert, werden vielbeschäftigte Ärzte und ihre Teams sie möglicherweise umgehen. Ideal ist es, wenn die KI in die Systeme eingebettet ist, die Ärzte bereits verwenden.

Eine KI, die OCT-Scans analysiert, sollte ihre Ergebnisse direkt in der Software des OCT-Geräts oder durch die Schnittstelle zur digitalen Patientenakte der Klinik anzeigen. Viele Anbieter integrieren KI-Module in Bildgebungsgeräte und Aufzeichnungssysteme. Einige Funduskamerasysteme führen damit automatisch einen KI-DR-Screening-Algorithmus aus, sobald das Foto aufgenommen wurde. Das System benachrichtigt den Untersucher sofort, wenn das Bild bewertbar ist oder wenn Anzeichen einer Erkrankung vorliegen. Das alles erfolgt bevor der Patient den Raum überhaupt verlässt. Eine solche Echtzeit-Inline-Integration ist für die Akzeptanz entscheidend. Sie stellt sicher, dass KI-Erkenntnisse zum richtigen Zeitpunkt geliefert werden, d. h. während der Patientenbegegnung, wenn Entscheidungen getroffen werden.

© Der/die Autor(en), exklusiv lizenziert an Springer-Verlag GmbH, DE, ein Teil von Springer Nature 2026
C. Wente-Waedlich et al., *KI in der ophthalmologischen Versorgung,*
essentials, https://doi.org/10.1007/978-3-662-72886-4_3

3.2 Triage- und Überweisungswege

Die Integration von KI in den Arbeitsablauf kann eine Neudefinition einiger Behandlungswege erforderlich machen. Bei einem KI-Screening-Programm reicht es nicht aus, dass die KI ein Bild als „abnormal" kennzeichnet, es muss ein klares Protokoll für die weiteren Schritte geben.

Die Integration des Überweisungsablaufs ist dabei von entscheidender Bedeutung. Praxen können einen Prozess einrichten, bei dem KI-positive Fälle zur sofortigen Überprüfung durch einen Spezialisten oder zur telemedizinischen Beratung in eine „Warteschlange" gestellt werden. Frühe Anwender haben gelernt, den „Kreis zu schließen": Sie stellen sicher, dass jede von der KI generierte Warnmeldung (z. B. „Verdacht auf Glaukom") zu einer Maßnahme führt (z. B. der Vereinbarung eines Gesichtsfeldtests oder einer Konsultation). Anbieter aus der Branche ermöglichen diese Integrationen technisch (durch APIs und Interoperabilitätsstandards), so dass beispielsweise ein KI-System automatisch eine Nachricht an das Aufgabensystem der Klinik oder das Patientenportal senden kann.

3.3 Interpretierbare und umsetzbare Ergebnisse

Damit Ärzte und Mitarbeiter KI vertrauen und regelmäßig nutzen, müssen die Ergebnisse interpretierbar und umsetzbar sein. Ein binäres Ergebnis („normal/abnormal") kann ein Ausgangspunkt sein, aber Ärzte benötigen oft detailliertere Informationen: erweiterte Ergebnisse, die hervorheben, *warum* die KI zu diesem Ergebnis gekommen ist. Ärzte müssen die endgültigen Entscheidungsträger bleiben, daher sollten sie sich sicher sein, dass sie die Logik der KI verstehen und bei Bedarf zustimmen oder überstimmen können. In deutschsprachigen Märkten betonen medizinrechtliche Erwartungen die Verantwortung des Arztes, so dass interpretierbare KI-Ergebnisse Ärzten helfen, KI-Empfehlungen komfortabel zu integrieren, ohne das Gefühl zu generieren blind zu delegieren.

Beispiele: Eine KI, die ein Fundusfoto auf diabetische Retinopathie analysiert, könnte farbige Markierungen auf das Bild legen, um zu zeigen, wo sie Blutungen oder Exsudate sieht. Dies hilft dem Kliniker nicht nur bei der Überprüfung des Befundes, sondern auch bei der Aufklärung des Patienten („Diese hervorgehobenen Stellen sind das, was der Computer als bedenklich ansieht"). Ebenso sollte ein KI-System, das einen Behandlungsplan vorschlägt (z. B. die Empfehlung von Intervallen für intravitreale Injektionen auf der Grundlage von OCT-Daten), die Begründung dafür liefern, z. B.: „Empfohlenes Intervall: 6 Wochen, basierend auf einer festgestellten Flüssigkeitszunahme von X % im OCT." Diese Art der Algorithmus-Transparenz fördert das Vertrauen.

3.4 Schulung und Änderungsmanagement: Die Integration von KI in der Ophthalmologie erfordert den Faktor Mensch

Die Schulung von Mitarbeitern und die Anpassung von Rollen ist eine Aufgabe des Änderungsmanagements in allen Fachbereichen der medizinischen Versorgung.

Medizintechnik spielt in der Augenheilkunde eine besondere Rolle. Ein Großteil der Untersuchungen wird mit ophthalmologischen Geräten durchgeführt, die immer wieder aktualisiert werden. Durch die damit verbundenen Innovationsprozesse sind hier regelmäßige Schulungen und das Änderungsmanagement erheblich gefordert. Die Einbindung der Benutzer und deren Schulung sind ebenso wichtig wie die Technologie selbst. Medizinische Techniker müssen möglicherweise neue Protokolle erlernen, z. B. die Wiederholung von Fundus- oder anderen Aufnahmen, wenn die KI eine schlechte Qualität meldet. Das Personal an vorderster Front könnte Aufgaben wie die Bedienung KI-fähiger Geräte, die Triage von Patienten auf der Grundlage von KI-Ergebnissen oder die Aufklärung der Patienten über die neue Technologie übernehmen. Durch angemessene Schulungen und schriftliche Protokolle wird sichergestellt, dass jeder weiß, wie er auf KI-Ergebnisse reagieren muss. Das Sammeln von Nutzer-Feedback nach der Einführung ist hilfreich: Wenn Techniker berichten, dass eine KI-Schnittstelle verwirrend ist oder zu lange dauert, kann dieses Feedback zu Anpassungen des Arbeitsablaufs oder Software-Updates führen. In einigen Kliniken verlief die anfängliche Einführung nur langsam, bis den Mitarbeitern versichert wurde, dass die KI nicht ihre Arbeitsplätze ersetzen, sondern vielmehr ihre Arbeitsbelastung verringern würde, z. B. durch die Automatisierung der Routinetätigkeiten. Nach praktischen Schulungen und der Beobachtung der KI in Aktion gewöhnten sich die Mitarbeiter daran, und die KI wurde zu einem festen Bestandteil der Routinepraxis.

Die Integration von KI in den Arbeitsablauf in der Augenheilkunde erfordert eine Kombination aus Technologie und Teamarbeit. Die Akteure der ophthalmologischen Branche sollten sich darauf konzentrieren, interoperable, benutzerorientierte KI-Lösungen zu entwickeln, die sich mit minimalen Unterbrechungen in klinische Umgebungen integrieren lassen. Ärzte und Manager sollten proaktiv Prozesse neugestalten, um KI zu integrieren, klare Protokolle für die Nachsorge definieren und sicherstellen, dass ihre Teams geschult und sicher im Umgang mit der Technologie sind. Wenn dies richtig umgesetzt wird, kann die Integration von

KI Arbeitsabläufe *rationalisieren, anstatt sie zu verkomplizieren.* Durch die Automatisierung der Datenanalyse, die Reduzierung des Verwaltungsaufwands, z. B. Dokumentation oder manuelle Messungen, sowie die Möglichkeit für Ärzte, mehr Zeit für die Interaktion mit Patienten und komplexe Entscheidungsfindungen aufzuwenden, können hohe Synergien entstehen. Der Lohn ist eine Versorgung, die effizienter arbeitet und ein höheres Patientenaufkommen bewältigen kann, ohne Abstriche bei der Qualität zu machen. Dies ist ein besonders wertvolles Ergebnis in Gesundheitssystemen, die mit Personalmangel und steigender Nachfrage konfrontiert sind.

KI-basierte Verfahrensanweisungen für ophthalmologische Prozesse

4

KI in der Augenheilkunde geht über die Diagnostik hinaus und erstreckt sich auch auf die Unterstützung von Verfahren. In der Chirurgie und Therapie kann sie als „Co-Pilot" fungieren und durch Anleitung, Optimierung und Echtzeit-Interventionen die Präzision und die Ergebnisse verbessern. Für Chirurgen und Gerätehersteller ist dies ein Neuland, in dem menschliche Fähigkeiten und maschinelle Intelligenz z. B. im OP aufeinandertreffen.

4.1 Chirurgische Planung

Die KI-gestützte Operationsplanung schreitet rasch voran. In der Kataraktchirurgie können Modelle, die auf großen Ergebnisdatensätzen trainiert wurden, die IOL-Stärke und die Modellauswahl verfeinern, indem sie Nuancen erfassen, die herkömmliche Formeln übersehen. So können geringe Refraktionsfehler reduziert werden. In der refraktiven Hornhautchirurgie (LASIK/PRK) kann KI optimale Ablationsprofile vorschlagen, indem sie die Topografie interpretiert und die Gewebereaktion vorhersagt. Diese Tools sind besonders hilfreich bei komplexen Augenanforderungen und dienen als datengestützte „Zweitmeinung" zur Stärkung des Vertrauens des Chirurgen.

© Der/die Autor(en), exklusiv lizenziert an Springer-Verlag GmbH, DE, ein Teil von Springer Nature 2026
C. Wente-Waedlich et al., *KI in der ophthalmologischen Versorgung*, essentials, https://doi.org/10.1007/978-3-662-72886-4_4

4.2   Verfahrensanleitung und Echtzeit-Feedback

Intraoperativ können „Computer Vision Systeme" (maschinelles Sehen) das Operationsfeld überwachen und Risiken kennzeichnen. Das erfolgt z. B. durch Identifizieren von Orientierungspunkten in der vitreoretinalen Chirurgie oder durch Warnungen, wenn Instrumente sich der Makula oder dem Sehnerv nähern. Frühe Katarakt-Prototypen verfolgen die Größe/Zentrierung der Kapsulorhexis. Strabismus-Konzepte schätzen die Ausrichtung in Echtzeit. Roboterplattformen, die durch KI verbessert wurden, können Tremor filtern und Bewegungen einschränken sowie Parameter, z. B. Schnittgeschwindigkeit, Infusionsdruck, auf der Grundlage von Gewebesignalen dynamisch anpassen. In der Mikrochirurgie, die in Mikrometern gemessen wird, ist dies von großem Wert.

4.3   Standardisierung von Verfahren

KI kann ungerechtfertigte Schwankungen durch die Anwendung bewährter Verfahren reduzieren. Beispielsweise könnten die Parameter der Laser-Photokoagulation auf die patientenspezifische Reflexion/Absorption standardisiert werden. Dadurch kann die Einheitlichkeit unabhängig vom Bediener verbessert werden. In der Ausbildung kann eine „GPS-ähnliche" Führung die Lernkurven verkürzen, Schritte vorgeben und sanft korrigieren, wenn Handlungen außerhalb der Sicherheitsgrenzen liegen. Diese Konzepte, die noch in den Kinderschuhen stecken, sind vielversprechend für die Zukunft.

4.4   Beispiele in der Entwicklung

- Katarakt: KI plus intraoperative Aberrometrie zur Führung der Linsenpositionierung und zur sofortigen Anpassung der IOL nach „refraktiven Überraschungen".
- Netzhautroboter: PRECEYES-Studien für Membranpeeling und subretinale Injektionen; Kombination mit KI zur Erkennung von Membranrändern und Begrenzung der Bewegung zum Schutz der Netzhaut. (Edwards et al., 2018)
- Refraktive Laser-Chirurgie: Echtzeitmodulation der Ablation, wenn die Hornhautreaktion von der Vorhersage abweicht, um die gewünschten Ergebnisse besser zu erreichen.

- Glaukom (MIGS): Live-Analyse von gonioskopischen Videos zur hervorhebung optimaler Stent-Einführungsstellen in der Nähe des Schlemm-Kanals.

Konkrete Informationen über den aktuellen Status erhält man über Internet-Recherche.

4.5   Auswirkungen für Industrie und Kliniker

Hersteller können KI-Modi in Plattformen einbetten, z. B. kontinuierlich optimierte Phako-Parameter. Da KI einen direkten Einfluss auf die Behandlung hat, sind ein strenges Risikomanagement und regulatorische Strategien unerlässlich. Ärzte benötigen Schulungen, um effektiv mit KI zusammenzuarbeiten, wobei die Anleitung diskret über vorhandene Overlays und Heads-up-Displays erfolgt.

KI-basierte Verfahrensanweisungen sollen die Planung, die intraoperative Führung und die Konsistenz verbessern. Obwohl sich die meisten Systeme noch in einem frühen Stadium befinden oder kontrolliert werden, ist die Richtung klar: Zukünftige Operationssäle und Laserräume werden routinemäßig KI-Unterstützung bieten. Für deutschsprachige Märkte, die für ihre hohen Standards und ihre Führungsrolle in der Medizintechnik bekannt sind, kann eine frühzeitige Einführung Vorteile in Bezug auf Ergebnisse und Schulungen mit sich bringen. Chirurgen bleiben am Ruder, jetzt mit einem KI-Copiloten für sicherere und reproduzierbarere Ergebnisse.

Teleophthalmologie und KI-gestützte Fernversorgungsmodelle

5

Die Teleophthalmologie, die Grundversorgung von Augenpatienten mittels Telemedizin, hat sich stetig weiterentwickelt, wobei KI nun ihre Reichweite und Zuverlässigkeit erhöht. In deutschsprachigen Ländern, in denen Fachärzte häufig in städtischen Gebieten ansässig sind, trägt KI dazu bei, diagnostisches Fachwissen näher an ländliche Gemeinden heranzubringen. So können eine effiziente Vorsorgeuntersuchung, Beratungen und Monitoring angeboten werden.

5.1 Arbeitsabläufe

Die Modelle reichen von (a) der Überprüfung durch einen menschlichen Gutachter über (b) die KI-Triage mit menschlicher Verifizierung bis hin zu (c) einer vollständig automatisierten KI-Untersuchung. KI reduziert die Arbeitsbelastung der Fachärzte erheblich, indem sie zwischen normalen und abnormalen Fällen unterscheidet.

5.2 Speichern und Weiterleiten mit KI

Lokale Mitarbeiter nehmen Bilder auf, die sofort von KI analysiert werden, um Krankheiten zu erkennen und nur die notwendigen Fälle an Spezialisten weiterzuleiten. Im Rahmen des Stanford STATUS-Programms erreichte ein KI-System (IDx-DR) die gleiche oder eine höhere Genauigkeit als Remote-Spezialisten und lieferte gleichzeitig sofortige Ergebnisse vor Ort. Hybride KI-menschliche Arbeitsabläufe steigerten die Effizienz, indem sie zunächst einfache Fälle und nicht

© Der/die Autor(en), exklusiv lizenziert an Springer-Verlag GmbH, DE, ein Teil von Springer Nature 2026
C. Wente-Waedlich et al., *KI in der ophthalmologischen Versorgung*, essentials, https://doi.org/10.1007/978-3-662-72886-4_5

bewertbare Bilder bearbeiteten. In der Praxis kann eine kleine deutsche Klinik Patienten, bei denen keine Überweisung erforderlich ist, sofort beruhigen und positive Fälle schnell an Telemediziner weiterleiten. Es gibt Hinweise darauf, dass halbautomatisierte Modelle oft am kostengünstigsten sind. Sie sind preisgünstiger als manuelle Telemedizin und praktischer als vollständig autonome Ansätze.

In diesem Bereich sind unterschiedliche Konzepte in der praktischen Erprobung. In wenigen Jahren werden sich die effektivsten Konzepte durchgesetzt haben.

5.3   Echtzeit-Telekonsultationen mit KI

Während Live-Video-Untersuchungen (mit Spaltlampe/Funduskamera/OCT) liefert die KI im Hintergrund vorläufige Befunde, z. B. „subklinisches Makulaödem" oder „frühes Glaukom", die der Augenarzt bestätigen muss. Wenn die Verbindung unterbrochen wird, kann die KI dennoch umsetzbare Berichte erstellen, die als Leitfaden für die Zwischenversorgung dienen.

5.4   KI-gestützte Heimüberwachung

Bei chronischen Erkrankungen (AMD, Glaukom) führen Patienten Tests zu Hause durch, deren KI-Analyse nur bei Bedarf eine Nachuntersuchung auslöst. Zu den ersten Ansätzen gehören Seh-Apps für AMD und Pilot-OCT-Geräte für zu Hause mit KI zur Erkennung neuer Netzhautflüssigkeit. Ähnliche Ansätze entstehen für die Tonometrie und die Gesichtsfeldtests bei Glaukompatienten zu Hause.

5.5   Vorteile für unterversorgte Gebiete

Mit Kameras und KI ausgestattete Primärversorgungszentren und Screening-Fahrzeuge können große Bevölkerungsgruppen effizient triagieren. So können z. B. mobile Kliniken in den Alpen, die auf DR oder Glaukom untersuchen, nur diejenigen mit positiven Ergebnissen überweisen. KI kann auch Rückstände in der Bildbeurteilung über Nacht verarbeiten und so das Feedback beschleunigen (siehe Teleophthalmologie).

5.6 Herausforderungen und Lösungen

Sichere, interoperable Datenflüsse (DICOM, HL7/FHIR, IHE-Profile) sind unerlässlich. Algorithmen müssen mit unterschiedlicher Bildqualität von entfernten Standorten umgehen können. Viele Systeme führen zunächst Qualitätsprüfungen durch und lehnen „nicht bewertbare" Bilder zur sofortigen Wiederholung ab. IDx-DR bietet dies integriert in die Prozesse an. Die Schulung des lokalen Personals verbessert die Ergebnisse. KI unterstützt nun mit sofortigem Feedback, wie „Bild unscharf – bitte wiederholen".

Eine große Herausforderung ist die Nutzung strukturierter medizinischer Daten. Mehr als 75 % der ophthalmologischen Befunddaten liegen auch in digitalen Systemen unstrukturiert vor. Diese Daten sind nur sehr begrenzt für die KI-Verarbeitung nutzbar. Die Verwendung von SNOMED CT kann diese Defizite relativieren. Dies setzt aber eine Unterstützung der medizinischen Kodierung voraus. Dazu kann ebenfalls KI eingesetzt werden. Entsprechende Kodierungssysteme wurden bereits im Rahmen der IBM Watson Projekte entwickelt und eingesetzt. Ein CCSS (Clinical Coding Support System) konnte zur Übersetzung in die Standardisierungs-Normen (SNOMED, ICD 9/ICD 10, LOINC) genutzt werden. Bislang sind diese KI-Tools nur in Testprojekten (USA) eingesetzt worden.

5.7 Patientenperspektiven und Kostenübernahme

Patienten erhalten schnellere Antworten („ohne Befund" vs. „muss nachuntersucht werden") und eine engmaschigere Langzeitüberwachung. Mit der Weiterentwicklung der Kostenerstattung in Deutschland und der Ausweitung der Innovationspfade in der Schweiz und in Österreich, kann die KI-gestützte Teleophthalmologie Disease-Management-Programme untermauern und Triage-Protokolle beeinflussen.

KI und Teleophthalmologie erweitern die Kapazitäten von Fachärzten, automatisieren Vorsorgeuntersuchungen und unterstützen eine kontinuierliche, verteilte Versorgung über die Grenzen der Klinik hinaus. Mit der Weiterentwicklung der Netzwerke und sinkenden Gerätekosten wird die KI-gestützte Fernversorgung der Augen zum Standard werden. Dieser passt gut zu den Zielen der deutschsprachigen Märkte für eine umfassende und effiziente Versorgung.

Personalisierte Medizin und multimodale KI-Integration 6

KI treibt die „Präzisionsophthalmologie" voran, indem sie Bildgebung mit genetischen, systemischen und Lebensstildaten integriert. Die individuelle Versorgung für jeden Patienten kann damit angepasst werden. Der Trend geht weg von Einheitsprotokollen, wie z. B. einheitlichen Anti-VEGF-Behandlungsplänen, hin zu personalisierter Prävention und Behandlung.

6.1 Multimodale Datenintegration

Die ophthalmologische KI entwickelt sich von Ansätzen mit nur einer Modalität (wie beispielsweise OCT allein) hin zu Modellen, die mehrere Datenströme gleichzeitig analysieren (wie OCT/RNFL-Dicke, Papillenaufnahmen, Gesichtsfelder, IOD-Verlauf, Hornhautdicke, Laborergebnisse, Genomik und sogar Adhärenzsignale). Diese Systeme, die auf großen Ergebnisdatensätzen trainiert wurden, könnten das Risiko einer Glaukomprogression vorhersagen und Behandlungspläne individuell anpassen, z. B. frühere Operationen für Hochrisikopatienten mit „niedrigem Druck".

In der Diabetesversorgung können Modelle HbA1c- und Nierendaten mit Netzhautbefunden kombinieren, um eine proliferative diabetische Retinopathie vorherzusagen. DeepMind hat gezeigt, dass Netzhautbilder systemische Risiken ableiten können, was das Auge als „Fenster" zur Gesundheit hervorhebt (Poplin et al. 2018).

© Der/die Autor(en), exklusiv lizenziert an Springer-Verlag GmbH, DE,
ein Teil von Springer Nature 2026
C. Wente-Waedlich et al., *KI in der ophthalmologischen Versorgung*,
essentials, https://doi.org/10.1007/978-3-662-72886-4_6

6.2   Individuelle Risikoprofile

Das Ziel besteht nicht nur darin, Krankheiten zu erkennen, sondern auch ihren Verlauf zu prognostizieren. Es ist zu identifizieren, bei wem die Erkrankung schnell fortschreitet, welcher Patient auf bestimmte Therapien anspricht und wer mit Komplikationen zu rechnen hat. Bei AMD kann durch die Kombination von Genetik (z. B. ARMS2/HTRA1), bildgebenden Biomarkern und Lebensstilfaktoren zwischen Respondern und Non-Respondern unterschieden werden. Das bedeutet eine frühzeitigere Umstellung der Behandlung oder eine Verringerung der Behandlungsbelastung für Patienten mit langsamem Krankheitsverlauf. Die Arbeit von Google Health sagt die Umwandlung in feuchte AMD innerhalb weniger Monate voraus und ermöglicht so eine risikobasierte Überwachung und proaktive Versorgung.

6.3   Therapeutische Personalisierung

Die KI kann helfend unterstützen bei

- Arzneimittelauswahl (z. B. Anti-VEGF vs. Steroidimplantat für DME) auf der Grundlage von Läsionsmerkmalen und Pharmakogenomik
- Behandlungsintervallen (Vorhersage einer 4- oder 8-wöchigen Kadenz von Beginn an)
- Kombinationsstrategien (z. B. Kennzeichnung von Entzündungssignaturen, die Immunmodulatoren begünstigen)

Diese Erkenntnisse ergeben sich aus der Überschneidung verschiedener Datentypen.

6.4   Präzision und ganzheitliche Patientenversorgung

Da Augenbefunde mit der systemischen Gesundheit korrelieren, kann die KI Maßnahmen über Fachgebiete hinweg auslösen. Dazu dient z. B. eine kardiovaskuläre Untersuchung auf Veränderungen der Netzhautgefäße. Die Ergebnisse sollten Konfidenzniveaus und Schlüsselfaktoren enthalten, um gemeinsame Entscheidungen zu unterstützen, z. B. „5-Jahres-PDR-Risiko hoch; Einflussfaktoren: Diabetesdauer, Bluthochdruck, Mikroaneurysmen-Belastung, verbesserter HbA1c-Wert senkt das Risiko deutlich".

6.5   Industrie und Standards

Eine echte multimodale Integration erfordert den Datenaustausch zwischen Geräteherstellern, Pharmaunternehmen und Gesundheits-IT sowie Interoperabilität (wird im Abschnitt „Standards" behandelt). Deutschsprachige Systeme – mit der Einführung der ePA und starken Forschungszentren (Zürich, Wien, Berlin) – sind gut positioniert. Der Europäische Gesundheitsdatenraum (EHDS) der EU wird die sichere Wiederverwendung von Gesundheitsdaten für personalisierte Modelle weiter ermöglichen.

Frühe Tools kombinieren bereits Fundusbilder mit klinischen Variablen, um das Fortschreiten der DR vorherzusagen; Entscheidungshilfen der nächsten Generation werden „digitale Zwillinge" von Patienten erstellen, um Krankheitsverläufe zu simulieren und Therapien virtuell zu bewerten, wodurch die Nachsorge und Behandlung für alle verbessert werden. Multimodale KI ermöglicht es der Augenheilkunde, von einer reaktiven, auf Durchschnittswerten basierenden Versorgung zu einer proaktiven, patientenzentrierten Versorgung überzugehen. Die Ergebnisse werden verbessert, unnötige Behandlungen reduziert und Ressourcen dort eingesetzt, wo sie am effektivsten sind.

KI und ophthalmologische Medizintechnik

KI verändert die ophthalmologischen Geräte von der Diagnostik bis zur Chirurgie und verwandelt Hardware in intelligente Systeme. Für Hersteller ist KI heute ein zentrales Unterscheidungsmerkmal, für Kliniker erhöht sie die Genauigkeit, Geschwindigkeit und Benutzerfreundlichkeit.

7.1 Bildgebende Geräte mit integrierter KI

Funduskameras werden zunehmend mit integrierter KI ausgeliefert, die Krankheiten automatisch markieren und bei der Aufnahme Berichte erstellen. Dadurch wird eine standardisierte Vorsorgeuntersuchung in der Primärversorgung ermöglicht. OCT-Plattformen nutzen nun „Deep Learning" (über die grundlegende Segmentierung hinaus), um subtile Pathologien zu erkennen, sie mit großen normativen Datensätzen zu vergleichen, funktionelle Auswirkungen abzuschätzen und Veränderungen automatisch zu verfolgen. Dadurch wird manuelle Arbeit reduziert und wichtige Informationen schnell sichtbar gemacht.

7.2 Chirurgische Geräte und Robotik

Mikroskope mit AR-Overlays und KI heben Strukturen hervor, z. B. Ränder der Kapsulorhexis, unbehandelte Netzhaut, und optimieren die Laserabgabe durch Vorhersage von Mikrobewegungen. Frühe Robotersysteme kombinieren die Steuerung durch den Chirurgen mit KI-Unterstützung, z. B. Stabilisierung von

C. Wente-Waedlich et al., *KI in der ophthalmologischen Versorgung*, essentials, https://doi.org/10.1007/978-3-662-72886-4_7

Manövern, Anpassung der Phakoenergie oder Führung beim Nähen, und konzentrieren sich dabei eher auf Konsistenz und Sicherheit als auf Autonomie.

7.3 Patientennahe Technologien

Home-Vision-Apps und neue Wearables streamen Daten für die KI-Triage, z. B. IOD-Trends von Sensoren. Sehhilfen für Sehbehinderte nutzen Computer Vision, um Texte zu lesen, Gesichter zu erkennen und Umgebungen zu beschreiben und verwandeln so visuelle Umgebungsinformationen in verwertbare Audioinformationen.

7.4 KI in Linsen und Implantaten

Die Forschung untersucht „intelligente IOLs" und verbesserte Netzhautprothesen. KI verarbeitet Kamerabilder vorab (Kanten-/Kontrastverbesserung), um das prothetische Sehen nützlicher zu machen. Zukünftige Implantate könnten sich an Absichten oder Kontexte anpassen.

7.5 Konnektivität und kontinuierliches Lernen

Vernetzte Geräte senden anonymisierte Daten an sichere „Clouds" für Modellaktualisierungen und Entscheidungsunterstützung. Dabei gelten regionale Hosting- und Verschlüsselungsstandards, um die EU-Datenschutzstandards zu erfüllen. Standortübergreifendes Lernen hilft dabei, seltene Muster zu identifizieren und die lokale Leistung zu verbessern.

7.6 Qualität, Benutzerfreundlichkeit und Verfügbarkeit

KI leitet Bediener an, schlechte Bilder erneut aufzunehmen, die Kalibrierung zu überwachen und Abweichungen, z. B. Perimetrie-Artefakte, zu erkennen. Dadurch werden die Ergebnisse über Benutzer und Standorte hinweg standardisiert und Wiederholungstests reduziert.

7.7   Entwicklung und Regulierung

Gerätehersteller bilden inzwischen KI-Teams aus oder gehen Partnerschaften mit Softwareunternehmen ein. Gemäß der EU-Medizinprodukteverordnung (MDR) können größere KI-Updates eine Neubewertung erfordern. Viele sehen KI als Entscheidungshilfe mit reguliertem Lernen, um auch Zulassungen zu vereinfachen.

7.8   Marktdifferenzierung

Software-Intelligenz dient zunehmend als Kaufkriterium: Kliniken bevorzugen OCTs, die eine feuchte AMD vorhersagen oder Laser mit KI-gesteuerter Ausrichtung. Das führt zu messbaren Ergebnissen und verbesserten Arbeitsabläufen.

7.9   Branchenberatung

Beratungsunternehmen und Verbände können ihre Mitglieder bei der Einstellung von Datenwissenschaftlern, Interoperabilitätsstandards, gemeinsamen Testdatensätzen und Benchmarking unterstützen, um KI-Ergebnisse mit klinisch bedeutsamen Endpunkten zu verknüpfen.

KI-gestützte Geräte automatisieren Routineaufgaben, verbessern die Entscheidungsfindung und steigern die Ergebnisse. Der Erfolg hängt heute ebenso sehr von der Modellqualität, den Datenpipelines und den Regulierungsstrategien ab. Die Optik ist ein Bereich, in dem die deutschsprachigen Märkte sowohl in der Technik als auch in der Anwendung führend sind.

Datenstandards in der Augenheilkunde

8

Hochwertige KI basiert auf konsistenten, interoperablen Daten. In der Augenheilkunde, ein Fachgebiet, in dem viele Geräte und Aufzeichnungen Informationen generieren, ermöglichen standardisierte Terminologien und Formate, dass Systeme dieselbe Sprache „sprechen". Das ist eine Priorität in deutschsprachigen Märkten, die sich in Richtung vernetzter Geräte und E-Health bewegen.

Seit den 90er-Jahren ist die Augenheilkunde im DICOM Standard mit einer eigenen Arbeitsgruppe der WG 9 (Workgroup 9 – Ophthalmology) vertreten. In dieser Arbeitsgruppe sind entsprechend auch die großen führenden Medizintechnikanbieter in der Ophthalmologie vertreten.

8.1 Wichtige Grundlagen für KI in der Ophthalmologie: DICOM und SNOMED CT

DICOM (Digital Imaging and Communications in Medicine) ist „der Standard" für die medizinische Bildgebung und die dazugehörigen Informationen. Besonders in der Augenheilkunde mit den verschiedensten bildgebenden Systemen ist der standardisierte Austausch von Informationen wichtig. Bildanalysen von unterschiedlichen Systemen werden so erst möglich, da sie nur so vergleichbar untereinander sind. Das ist die Grundlage für den Lernprozess innerhalb der künstlichen Intelligenz.

SNOMED CT ist die umfassendste klinische Terminologie, die Krankheiten, Befunde, Verfahren, Anatomie und mehr abdeckt, mit detaillierter Granularität für Lateralität, Schweregrad und Beziehungen – im Gegensatz zu ICD, das für Abrechnung und Epidemiologie optimiert ist. Deutschland ist 2021 SNOMED

C. Wente-Waedlich et al., *KI in der ophthalmologischen Versorgung*, essentials, https://doi.org/10.1007/978-3-662-72886-4_8

International beigetreten; Österreich und die Schweiz sind ebenfalls Mitglieder und arbeiten gemeinsam an einer deutschen Übersetzung. Dies sind wichtige Schritte in Richtung semantischer Interoperabilität.

Beispiel: Die Kodierung „proliferative diabetische Retinopathie mit Makulaödem, linkes Auge" ermöglicht präzise Abfragen (z. B. PDR-Prävalenz) und gezielte Kontaktaufnahme. Die Entscheidungsunterstützung kann Patienten auf der Grundlage standardisierter Problemlisten, Therapien oder Programmen zuordnen. Fachgesellschaften und Register fördern zunehmend SNOMED für eine einheitliche Forschung und Qualitätsberichterstattung.

8.2   Warum Standards KI vorantreiben?

KI lernt am effektivsten aus harmonisierten Daten. SNOMED bietet eine einheitliche Bezeichnung, unabhängig von lokalen Abkürzungen, die eine zuverlässige Kohortierung und Analyse ermöglicht (z. B. 193570009 für „altersbedingte Makuladegeneration"). Auch Geräte- und Ergebnisdaten profitieren von Standards: DICOM, mit Ergänzungen für die Augenheilkunde, strukturiert Bilder und Messungen; HL7 FHIR überträgt Beobachtungen und verbindet SNOMED-codierte Diagnosen mit DICOM-Studien. Zusammen ermöglichen sie systemübergreifendes Training und Einsatz.

8.3   Weitere relevante Standards

- ICD-10/ICD-11: Berichterstattung/Abrechnung; für den Umsatzfluss auf SNOMED abgebildet.
- LOINC: Messungen (z. B. Sehschärfe, Augeninnendruck).
- DICOM für die Augenheilkunde: Interoperable Bildgebung (Fotografie, OCT, Perimetrie); herstellerneutrale Archivierung und KI-Reanalyse; Schwerpunkt der WG-9.
- OMOP CDM OHDSI: Gemeinsames Forschungsmodell unter Verwendung von Standardvokabularen (SNOMED, RxNorm) für multizentrische Studien.
- FHIR „Eyes on FHIR": Echtzeitaustausch von Augenheilkunde-Ressourcen (Verfahren, Verschreibungen), die mit Standards kodiert sind.

8.4   Vorteile für die Beteiligten

Für Ärzte und Kliniken wird der Austausch einfacherer, inklusive des CDS (Clinical Decision Support). Eine in Zürich erstellte Krankenakte wird in Berlin verstanden.

KI-Teams haben weniger Bereinigung und Normalisierung vorzunehmen, aber eine verbesserte Übertragbarkeit zwischen Standorten durch Verwendung derselben Codes und Einheiten.

Die Industrie und Aufsichtsbehörden erreichen so eine einheitliche Überwachung nach der Markteinführung und Leistungsüberwachung über Standorte hinweg.

Die Bevölkerungsgesundheit ermöglicht den Europäischen Gesundheitsdatenraum und damit länderübergreifende Studien (z. B. Ergebnisse der Gentherapie).

8.5   Herausforderungen – und wie sie angegangen werden

Die Einführung erfordert Software-Updates, benutzerfreundliche Schnittstellen für Ärzte und Schulungen. Bei der Entwicklung neuer Konzepte treten Lücken auf, aber SNOMED wird regelmäßig aktualisiert und akzeptiert Beiträge von Ärzten und Augenärzten, die aktiv neue Begriffe beitragen. Die D-A-CH-Übersetzung gewährleistet eine lokale Formulierung unter Beibehaltung universeller Codes.

8.6   Was kommt als Nächstes?

Mit den bestehenden Standards werden integrierte Arbeitsabläufe zur Routine: Eine SNOMED-codierte Diabetesakte löst FHIR-Überweisungen aus und teilt Laborergebnisse sowie Bilder. Der Augenarzt gibt die SNOMED-codierte Retinopathie-Stadieneinteilung in die gemeinsame Akte zurück. Die KI wertet diesen standardisierten Datenstrom hinsichtlich Risiken, Reichweite und Ergebnissen aus.

SNOMED CT dient zusammen mit DICOM, FHIR, LOINC, ICD und OMOP als semantisches Rückgrat. Das wiederum ermöglicht es der ophthalmologischen KI und Analytik, geräte-, standort- und länderübergreifend zuverlässig zu arbeiten und so die Kontinuität, Vergleichbarkeit und Qualität der Versorgung in Deutschland, Österreich und der Schweiz zu verbessern.

Ophthalmologische Fallstudien zu KI-Anwendungen

9

(Siehe Abb. 9.1).

Diese hier aufgeführten Beispiele aus der Praxis zeigen die konkreten Vorteile der KI und Lehren für deren Einsatz in der Augenheilkunde.

Fall 1: DR-Screening in der Primärversorgung

Kliniken, die mit Funduskameras ausgestattet waren, verwendeten eine CE-gekennzeichnete KI, um Bilder innerhalb einer Minute vor Ort zu bewerten. Die Screening-Raten verdoppelten sich. Negative Befunde wurden sofort bestätigt, positive Befunde wurden umgehend überwiesen. Eine hohe Sensitivität (~87 %) und eine Spezifität von >90 % reduzierten Fehlalarme und unnötige Überweisungen. Die anfängliche „nicht bewertbare" Rate von etwa 10 % sank, da das Personal die Bildgebung mit Hilfe von KI-Qualitätsfeedback verbesserte. (Siehe Deutscher Gesundheitsbericht Diabetes, 2022, 2023, 2024, 2025)

Fall 2: Glaukomrisiko und -überwachung (Wien)

Eine KI integrierte OCT-, Gesichtsfeld- und klinische Daten, um 5-Jahres-Risikobewertungen und Progressionswarnungen zu generieren. Hochrisikopatienten erhielten eine frühzeitigere Behandlung; die Trendanalyse erkannte selbst bei stabilem Augeninnendruck und stabilem Gesichtsfeld eine subtile OCT-Ausdünnung. Gelegentliche Überwarnungen (Artefakte) wurden durch Anpassung der Sensitivität behoben und stets mit einer Überprüfung durch den Arzt bestätigt. (siehe Medical Network 08-2025)

C. Wente-Waedlich et al., *KI in der ophthalmologischen Versorgung*, essentials, https://doi.org/10.1007/978-3-662-72886-4_9

KI-Anwendungen in der ophthalmologischen Versorgung
Status international Q1-2026 (Beispiele)

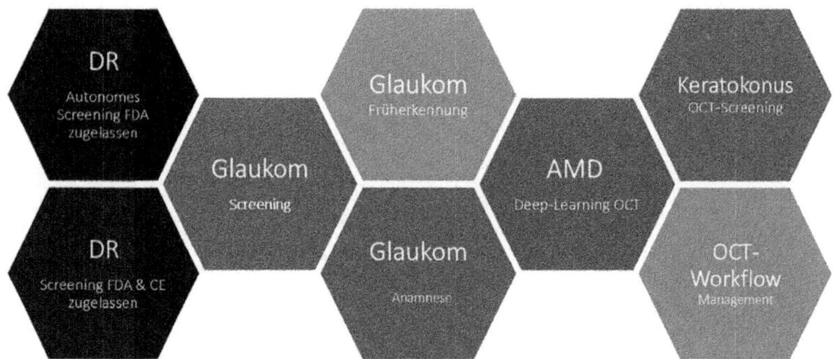

Abb. 9.1 Eine Webrecherche ergab die folgenden KI-Projekte, die zurzeit existieren. Im Folgenden wird auf die verschiedenen Beispiele ausführlicher eingegangen.

Fall 3: AMD – Vorhersage des Injektionsbedarfs (Schweiz)

Eine multimodale KI prognostizierte die Häufigkeit von Anti-VEGF-Behandlungen und unterschied dabei zwischen „Frequent Flyers" und „Slow Leakers". Die Kliniken passten die Intervalle entsprechend an: mit engen Zeitplänen für Hochrisikofällen und verlängerten Intervallen für Niedrigrisikopatienten wurden Unter- oder Überbehandlung vermieden. Die KI unterstützte die Entscheidungen, wurde jedoch zusätzlich zu den Standardprotokollen eingesetzt.

Fall 4: KI-Teleretina in abgelegenen indigenen Gemeinschaften (international)

Lokale Krankenschwestern nahmen Bilder auf; die KI untersuchte diese auf verschiedene Erkrankungen wie diabetische Retinopathie, Anzeichen einer altersbedingten Makuladegeneration und glaukomatöse Veränderungen. Kritische Zufallsbefunde, wie eine schwere hypertensive Retinopathie, führten zu einer zeitnahen systemischen Behandlung. Die Versorgung wurde verbessert, wodurch die Notwendigkeit von Facharztbesuchen reduziert und die Bedeutung vielfältiger Trainingsdaten hervorgehoben wurde. Dieser Ansatz ist in deutschsprachigen Regionen für umfassende Mehrfacherkrankungs-Screenings anwendbar.

Diese Einsätze zeigen, dass KI über die Theorie hinaus funktioniert. Sie kann den Zugang verbessern, die Genauigkeit und die Ressourceneffizienz optimieren. Durch iterative Modellverfeinerung, Schulungen und Qualitätskontrolle sind ähnliche oder größere Verbesserungen auch in deutschsprachigen Märkten möglich.

In allen 4 Fällen wird die Reichweite und Effizienz von KI deutlich. Es werden die Screening und Triage Kapazitäten erweitert.

Im Fall 2 werden Entscheidungen durch die KI unterstützt und damit frühzeitigere Interventionen bei chronischen Erkrankungen möglich, um die Risiken zu reduzieren.

Optimierte Behandlungspläne und Besuchsintervalle stellen wie im Fall 3 beschrieben eine verbesserte Personalisierung dar.

KI, die die Telemedizin forciert macht sie erst praktikabel und skalierbar, so wie im Fall 4 beschrieben.

Die Herausforderungen bleiben die Validierung in größeren Bevölkerungsgruppen, die Integration in den Arbeitsablauf durch Mitarbeiterschulungen und die Aufsicht durch befugtes medizinisches Personal.

Beispiele von KI in der Augenheilkunde

Eine App zur Sehprüfung (z. B. zur Überprüfung des Sehvermögens oder des Farbsehens zu Hause):

Geringes Risiko – im schlimmsten Fall wird etwas übersehen und die Person lässt später eine reguläre Augenuntersuchung durchführen; es handelt sich nicht um eine Diagnose, sondern nur um eine Information – wahrscheinlich Klasse I oder ausgenommen.

Eine KI, die diabetische Retinopathie erkennt und ein direktes Ergebnis für die Überweisung liefert:

Dies ermöglicht die Diagnose einer potenziell das Sehvermögen bedrohenden Erkrankung. Bei einer Fehldiagnose könnte dies zu Erblindung führen, wenn die Erkrankung übersehen wird, oder zu unnötiger Angst, wenn es sich um ein falsch positives Ergebnis handelt (allerdings weniger schädlich als ein falsch negatives Ergebnis). Unter MDR wahrscheinlich Klasse IIa oder IIb (da der Verlust des Sehvermögens ein schwerwiegender irreversibler Schaden ist, wohl IIb; man könnte sogar argumentieren, dass eine Fehldiagnose von PDR zur Erblindung führen könnte, was als schwerwiegende Verschlechterung angesehen werden könnte, also IIb). Unter der FDA wurde es als De Novo (neues Gerät) klassifiziert, war aber effektiv ein Gerät der Klasse II mit besonderen Kontrollen.

Eine KI, die die Stärke der Intraokularlinse für eine Operation empfiehlt:

Wenn sie vollständig vertrauenswürdig wäre und sich als falsch herausstellen würde, könnte der Patient am Ende eine suboptimale Sehkraft haben, dies kann jedoch mit einer Brille oder sogar einem IOL-Austausch korrigiert werden, so dass der Schaden an sich keine dauerhafte Verletzung darstellt, aber eine zusätzliche Operation erforderlich machen kann. Möglicherweise mäßiges Risiko (IIa).

KI in einem Operationsroboter, der Instrumente im Auge aktiv bewegt:

Bei einer Fehlfunktion könnte es zu sofortigen Verletzungen kommen. Das wäre wahrscheinlich ein hohes Risiko (Klasse III), da es direkt zu irreversiblen Schäden führen könnte (z. B. Netzhautriss oder Blutung). Solche Geräte müssten intensiv überwacht werden.

KI, die Überweisungen triagiert (z. B. Analyse der Daten von Optikern vor Ort, um zu bestimmen, wer früher einen Augenarzt aufsuchen sollte):

Eine Fehlentscheidung bei der Triage kann die Behandlung einer Person mit einem dringenden Problem verzögern, das wäre ein potenzieller Schaden. Wenn jedoch in den Anweisungen festgelegt ist, dass der Augenarzt die Entscheidung noch einmal überprüft, wird das Risiko gemindert.

KI, die Arztberichte transkribiert (administrativ):

Bei Fehlern ist der direkte Schaden für den Patienten gering (Klasse I, wird wahrscheinlich nicht einmal als Medizinprodukt betrachtet, da es keine medizinischen Entscheidungen trifft, sondern nur bei der Dokumentation hilft).

Die Zukunft der Augenheilkunde mit künstlicher Intelligenz   10

Die Rolle der KI in der Augenheilkunde wird sich von den heutigen Punktlösungen zu tief integrierten Systemen entwickeln, die die Versorgung, den Betrieb und die Branchenstrategie prägen. Dieser Ausblick betont die klinischen und geschäftlichen Auswirkungen und wie deutschsprachige Märkte eine Führungsrolle übernehmen können.

10.1 Von Punktlösungen zu Plattformen

KI wird sich zu umfassenden klinikweiten Plattformen entwickeln, die sowohl administrative als auch klinische Aufgaben übernehmen:

- Anspruchsberechtigungsprüfungen,
- Triage,
- multimodale Testanalysen,
- Dokumentation und Entwürfe für Behandlungspläne

Dabei dient KI eher als allgegenwärtiger Co-Pilot denn als einmalige Anwendung.

10.2 Adaptive, kontinuierlich lernende KI

Über „festgelegte" Modelle hinaus werden sich regulierte, kontinuierlich lernende Systeme an lokale Bevölkerungsgruppen und Geräte anpassen, sich auf der Grundlage bestätigter Ergebnisse verbessern und gleichzeitig auf Abweichungen

© Der/die Autor(en), exklusiv lizenziert an Springer-Verlag GmbH, DE, ein Teil von Springer Nature 2026
C. Wente-Waedlich et al., *KI in der ophthalmologischen Versorgung*, essentials, https://doi.org/10.1007/978-3-662-72886-4_10

überwacht werden. Es ist mit Sicherheitsvorkehrungen zu rechnen: Transparenz, Änderungsprotokolle und Überprüfung durch Experten oder Aufsichtsbehörden vor der Einführung aktualisierter Modelle.

10.3   Chirurgische Robotik und Automatisierung

Halbautonome Assistenzsysteme werden unter der Aufsicht des Chirurgen bestimmte Teilaufgaben übernehmen, wie z. B. Teile der Kapsulorhexis oder die Handhabung des Linsenkerns, und so die Konsistenz und Effizienz verbessern. Außerhalb des Operationssaals werden KI-gesteuerte Laser präzise, nicht-invasive Behandlungen mit einer Zuverlässigkeit durchführen, die der eines Autopiloten ähnelt.

10.4   Okuläre Biomarker treffen auf allgemeine Gesundheit

Das Auge wird als Fenster zur systemischen Gesundheit dienen: KI-abgeleitete Signale aus Netzhautdaten werden Informationen für die Risikobewertung von Herz-Kreislauf-, Nieren- und neurodegenerativen Erkrankungen liefern und zu fachübergreifenden Nachuntersuchungen führen. Gleichzeitig werden systemische und genomische Informationen die Augenversorgung verbessern und eine wirklich ganzheitliche, personalisierte Behandlung ermöglichen.

10.5   Gerechtigkeit und Zugang in großem Maßstab

KI-Screenings über Apotheken, Smartphones und Telemedizin-Einrichtungen können den Zugang in Gebieten mit begrenzter Facharztversorgung verbessern und das selbst in abgelegenen Gebieten der D-A-CH-Region. Der Erfolg hängt von der Erschwinglichkeit und einer gründlichen Validierung in verschiedenen Bevölkerungsgruppen ab. Anpassbare lokale oder Open-Source-Modelle können dazu beitragen, die Lücken zu schließen.

10.6 Ethik und Regulierung

Mit der Integration von KI in das Gesundheitswesen gewinnen Fragen zur Verantwortlichkeit und zum Versorgungsstandard zunehmend an Bedeutung. Es ist mit professionellen Protokollen für die Nutzung und Schulung, Anforderungen an die Erklärbarkeit, einer kontinuierlichen Überwachung nach der Markteinführung und einer Hochrisikoklassifizierung im Rahmen von Rahmenwerken wie dem EU-KI-Gesetz zu rechnen.

10.7 Veränderung der Belegschaft

Routinemäßige Bewertungs- und Verwaltungsaufgaben werden auf KI übertragen, sodass sich Ärzte auf komplexe Entscheidungen, Operationen und Beratungen konzentrieren können. Es werden neue Rollen entstehen, wie z. B. KI-Workflow-Koordinatoren und Datenspezialisten, deren Ausbildung die Interpretation und Fehlerbehebung von KI umfasst. Gleichzeitig kann die Automatisierung dazu beitragen, Burnout zu reduzieren, indem sie die Dokumentation von Routineaufgaben übernimmt.

10.8 Patienten im Mittelpunkt

Es ist mit einer früheren Erkennung, einer genaueren Behandlung, weniger unnötigen Besuchen und verbesserten Sehergebnissen zu rechnen. Vertrauen basiert auf Transparenz, informierter Einwilligung (z. B. DSGVO) und klarer Kommunikation, dass KI Ärzte unterstützt und nicht ersetzt.

10.9 Chancen für den deutschsprachigen Markt

Mit starken Ingenieurs- und Medizinbranchen sowie einer unterstützenden Politik im Bereich der digitalen Gesundheit können Deutschland, Österreich und die Schweiz eine Vorreiterrolle beim sicheren und effektiven Einsatz von KI übernehmen und mit Daten und Standards zum globalen Fortschritt beitragen.

KI wird in die tägliche augenärztliche Praxis integriert werden und so die Erkenntnisse und Effizienz verbessern und gleichzeitig die Mission zur Verhinderung von Blindheit und zum Schutz des Sehvermögens unterstützen. Durch einen verantwortungsvollen Einsatz und die Priorisierung der Patienten kann die Branche eine Zukunft erreichen, in der menschliches Fachwissen und KI zusammenarbeiten, um die Wissenschaft und Kunst des Sehens zu verbessern

IBM Watson Health in der Ophthalmologie

Bereits seit 2010 wird über KI in der Ophthalmologie intensiv diskutiert. Im Jahr 2015 startete ein Studienprojekt mit der *IBM Watson Health Plattform*. Im Folgejahr stellte die Gruppe um *TOPCON* Japan und *ifa* Deutschland sowie/USA auf dem Jahreskongress der American Academy for Ophthalmology (AAO) in Chicago die ersten Anwendungen von KI integriert in eine digitale ophthalmologische Patientenakte vor.

IBM Watson Health-Projekt „Gaborone"

Zusammenfassung und Visualisierung von ePA-Daten in der Augenheilkunde. Die Meilensteinmarkierungen sind aktive Schaltflächen, die anzeigen, wann ein Ereignis (in der Regel ein Besuch) stattgefunden hat (unterschiedliche Farben für Arztbesuche (blau), Krankenhausaufenthalte (grün) und ambulante Operationen (rot)). Wenn man diese anklickt, wird die Datenzusammenfassung für diesen Besuch in einem neuen Fenster vergrößert angezeigt.

Weitere Schaltflächen zum Erweitern oder Verkleinern der Zeitleiste existieren.

Wenn die Zeitleiste über die Bildschirmgröße hinausgeht, erscheint ein Schieberegler, mit dem man die Zeitleiste durchlaufen kann (Abb. 11.1).

Zweck und Ziele

Das Projekt „Gaborone", später als „IBM Watson Imaging Patient Synopsis" bezeichnet, zielte darauf ab, Informationsüberlastung und Datenfragmentierung in elektronischen Patientenakten (ePA) zu reduzieren. Mithilfe von KI wurden Patienteninformationen komprimiert und visualisiert, wodurch Augenärzte schnell auf die relevante Vorgeschichte und den Kontext zugreifen konnten. Dies ersparte ihnen das mühsame Durchsuchen langer Notizen. Ziel war die Verbesserung der

© Der/die Autor(en), exklusiv lizenziert an Springer-Verlag GmbH, DE, ein Teil von Springer Nature 2026
C. Wente-Waedlich et al., *KI in der ophthalmologischen Versorgung,*
essentials, https://doi.org/10.1007/978-3-662-72886-4_11

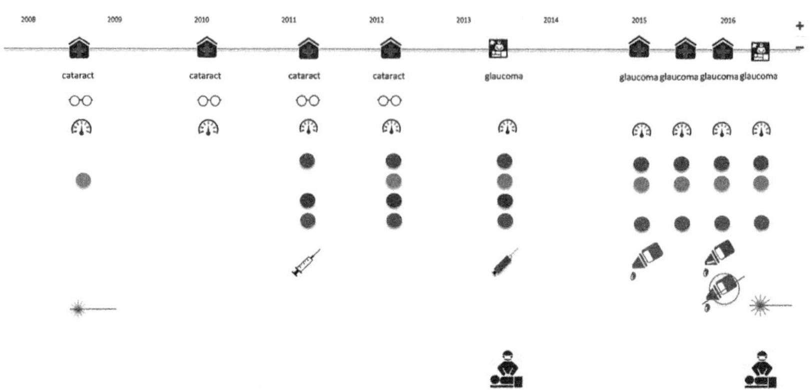

Abb. 11.1 Proportionale Zeitleiste über den gesamten Zeitraum der Patientenuntersuchungen mit den verfügbaren Daten des jeweiligen Besuchs und den entsprechenden Untersuchungen. © 2016 Prof. PL Hildebrand, All rights reserved

Diagnosegenauigkeit, Beschleunigung des Prozesses und Optimierung der Behandlungsergebnisse.

Klinische Motivation

Augenärzte arbeiten meist unter Zeitdruck und mit begrenztem Patientenkontext. Gaborone extrahierte und präsentierte relevante Informationen, wie z. B. Vorerkrankungen, Laborergebnisse oder Medikamente, direkt während der Bildinterpretation. Dieser kognitive Assistent lieferte in Sekundenschnelle ein umfassenderes klinisches Bild.

Einsatztechnologien

Das Projekt nutzte Natural Language Processing (NLP) und maschinelles Lernen (ML) zur Verarbeitung strukturierter und unstrukturierter Daten. Die Modelle basierten auf IBMs CLUE (Clinical Language Understanding) und EPAA (EPA Analytics) Frameworks und wurden mit Daten von Augenärzten trainiert, um die wichtigsten klinischen Fakten zu erfassen.

Wichtigste Funktionen und Benutzererfahrung

Übersichtspanel: Patientendaten (Anamnese, Laborwerte, Vitalfunktionen, Medikamente, Allergien usw.) werden neben den Bildern angezeigt.

Symbolbasierte Benutzeroberfläche mit Links zu detaillierteren Inhalten

Hervorhebung relevanter Informationen: Wichtige Erkenntnisse werden automatisch markiert.

Interaktive Detailansicht: Benutzer können Details in den Zusammenfassungen einsehen.

Zeitstrahl-Visualisierung: Chronologische Darstellung von Behandlungen und Ereignissen.

Workflow-Integration: Integriert in PACS und VNA und optimiert für die Interpretation und Berichterstattung in der Augenheilkunde.

Präsentation

Der Gaborone-Prototyp wurde 2016 auf dem Kongress der American Academy of Ophthalmology (AAO) als Teil eines EPA- und VNA-Datensystems vorgestellt. Augenärzte lobten ihn als „unverzichtbar" für die Darstellung von sonst übersehenen Informationen. Erste Berichte zeigten Effizienzsteigerungen (Reduzierung der Durchsichtszeit), verbesserte Situationserkennung und ein geringeres Fehlerpotenzial. Das Projekt trug zur Forschung in den Bereichen KI und Benutzererfahrung im Gesundheitswesen bei. Demonstrationen mit einem Fall von Netzhaut Erkrankung verdeutlichten das Potenzial des Tools für einen schnelleren Zugriff auf wichtige Patienteninformationen. Nachgespräche nach der Präsentation ergaben, dass Augenärzte, die typischerweise 10–18 min pro Patient verbringen, 30–40 % dieser Zeit mit der Dokumentation und Kodierung der Daten aufwenden. Durch die Automatisierung der Datensammlung konnte in „Gaborone" eine Zeitersparnis von 1,5–2,5 min pro Patientenkontakt prognostiziert werden. Das bedeutet für einen Augenarzt mit 40 Patienten pro Tag etwa 180 h pro Jahr Zeitersparnis. Weitere Vorteile umfassten verbesserte Entscheidungsfindung durch die Integration externen Wissens, eine stärkere Einhaltung rechtlicher Vorgaben durch Risikofaktor-Warnungen und Marketingvorteile durch den Einsatz fortschrittlicher digitaler Tools.

Nutzerfeedback

Das Feedback der Nutzer betonte die Bedeutung, die wichtigsten Daten, wie Hauptbeschwerden, Änderungen der Anamnese und Risikofaktoren, die direkt im ersten Bildschirm abzurufen sind. Des Weiteren wurde ein ansprechenderes Design, grafische Übersichten, anpassbare Layouts für verschiedene Fachgebiete und Links zu Leitlinien und Publikationen gewünscht. Aus regulatorischer Sicht wurde erwartet, dass frühere Versionen keine FDA-Anforderungen auslösen würden, da das System lediglich vorhandene Informationen umformatierte. Die Evaluation bestätigte die Ergebnisse früherer Schulungen und Workshops: Der Erfolg von

Gaborone hänge von der Balance zwischen Effizienz-, Qualitäts- und Compliance-Vorteilen und den Implementierungskosten ab.

Ergebnisse und Auswirkungen

Obwohl quantitative Studien begrenzt waren, bestätigte das Feedback eine hohe Akzeptanz, wenn KI gut in die Arbeitsabläufe integriert war. Das System beeinflusste die NLP-Forschung von IBM und führte zu Datensätzen und Publikationen zur automatischen Problemlisten-Generierung und zur Beantwortung von Fragen in der EPA. Im Jahr 2022 wurde Watson Health an ein anderes internationales Unternehmen verkauft, in dem Patient Synopsis als Teil des Imaging-Portfolios weitergeführt wird. Trotz der eher geringen Verbreitung wegen der hohen KI-Kosten ebnete das Projekt den Weg für KI-gestützte klinische Datenübersicht und prägte das Design zukünftiger ePA -Benutzeroberflächen.

Fazit

Projekt „Gaborone" demonstrierte schon 2016 die Machbarkeit und den Nutzen von KI-gestützter ePA-Übersichten. Durch die Umwandlung umfangreicher, fragmentierter Daten in prägnante, nutzerfreundliche Erkenntnisse trug es dazu bei, die Erwartungen an die Rolle der KI im klinischen Alltag zu verändern: KI soll Mediziner unterstützen,

DOG- und BVA-Veröffentlichungen zu KI in der Augenheilkunde 12

Im Januar 2025 haben die *Deutsche Ophthalmologische Gesellschaft* (DOG) und der *Berufsverband der Augenärzte Deutschlands* (BVA) ein Positionspapier zu den ethischen Aspekten der künstlichen Intelligenz (KI) in der Augenheilkunde veröffentlicht, um eine sichere und verantwortungsvolle Nutzung zu gewährleisten (Redaktionskomitee BVA /DOG 2025). Klare ethische Grundsätze müssen die Entwicklung, Zulassung und Umsetzung leiten. Es wird festgestellt, dass KI die Augenheilkunde rasch verändert und neue Möglichkeiten für eine frühzeitigere Diagnose, ein effizienteres Patientenmanagement und eine bessere Nutzung der Zeitkapazität der Ärzte bietet. Die Einführung von KI wirft jedoch auch ernsthafte Fragen hinsichtlich Fairness, Transparenz, Datenschutz und der Arzt-Patienten-Beziehung auf.

Bei der Entwicklung von KI-Lösungen erfordert *Fairness,* dass die Trainingsdaten verschiedene Patientengruppen repräsentieren, um Verzerrungen zu vermeiden. *Transparenz* hinsichtlich der Datenquellen, der beabsichtigten Verwendung und der finanziellen Interessen ist unerlässlich. Die Systeme sollten so gut wie möglich *erklärbar* sein, insbesondere bei der Abgabe von Behandlungsempfehlungen, und müssen sicher, zuverlässig und vollständig *konform mit den Datenschutzbestimmungen* sein.

KI-Tools sollten nur dann zugelassen werden, wenn sie die Patientenversorgung verbessern und die Sicherheit nicht beeinträchtigen. *Ärzte müssen weiterhin für klinische Entscheidungen verantwortlich bleiben,* während Haftungsregeln, Präzisionsstandards und Datenschutzmaßnahmen Vertrauen schaffen. Der Schutz sensibler Gesundheitsdaten, insbesondere für besonders schutzbedürftige Gruppen, ist eine zentrale Verpflichtung. Bei der Implementierung *muss KI das medizinische Urteilsvermögen unterstützen, aber niemals ersetzen.* Patienten sollten

C. Wente-Waedlich et al., *KI in der ophthalmologischen Versorgung,* essentials, https://doi.org/10.1007/978-3-662-72886-4_12

klare Informationen erhalten, wenn KI die Versorgung erheblich beeinflusst, und die Technologie sollte Zeit für die Kommunikation freisetzen, anstatt sie zu beeinträchtigen. Ärzte müssen weiterhin medizinisches Fachwissen aufbauen, während Schutzmaßnahmen gegen Diskriminierung und Missbrauch von Gesundheitsdaten Gerechtigkeit und Vertrauen gewährleistet werden muss.

KI hat ein großes Potenzial, die augenärztliche Versorgung zu verbessern, aber ihr Erfolg hängt von Fairness, Transparenz und Verantwortlichkeit ab. Die klinische Verantwortung muss bei den Ärzten bleiben. Eine kontinuierliche ethische Überwachung ist unerlässlich, um sicherzustellen, dass KI den Patienten sicher und verantwortungsbewusst dient.

Checklisten und Verfahrensanweisungen

13

13.1 Monitoring-Checkliste zur Umsetzung der KI-Verordnung in der ophthalmologischen Versorgung

Bewertungsschema:
1. Vollständig umgesetzt (100 %)
2. Weitgehend realisiert (80 %)
3. Aktivität in Bearbeitung mit gutem Fortschritt (50–60 %)
4. Aktivität gerade gestartet (30–40 %)
5. Geplant, aber noch nicht gestartet (20 %)
6. Stimmt nicht (0 %) (auch nicht geplant)

Die Checkliste dient einer subjektiven Selbsteinschätzung. Sie wird laufend den europäischen und nationalen Gesetzgebungen und den Empfehlungen der verantwortlichen Stellen angepasst. Die Prioritäten können mit Bewertungen der einzelnen Fragestellungen ermittelt werden.

© Der/die Autor(en), exklusiv lizenziert an Springer-Verlag GmbH, DE, ein Teil von Springer Nature 2026
C. Wente-Waedlich et al., *KI in der ophthalmologischen Versorgung*, essentials, https://doi.org/10.1007/978-3-662-72886-4_13

Geltungsbereich Geschäftsleitung und Verantwortliche im KI-Kontext
(Siehe Tab. 13.1).

Tab. 13.1 Checkliste Geltungsbereich Geschäftsleitung und Verantwortliche im KI-Kontext

Nr.	Frage	1	2	3	4	5	6	PRIO
GL.01	Wurde geprüft, welche Systeme mit KI-Unterstützung bereits im Einsatz sind?	☐	☐	☐	☐	☐	☐	1,0
GL.02	Wurde eine kurz- und mittelfristige Planung für den KI-Einsatz bereits erstellt (z. B. im Zusammenhang der ePA)?	☐	☐	☐	☐	☐	☐	0,8
GL.03	Wurde der Verantwortungsbereich für Hochrisiko-KI, z. B. in der Medizintechnik (OCT, Perimetrie, digitale Bildverarbeitung, Diagnose-Unterstützung) festgelegt?	☐	☐	☐	☐	☐	☐	1,0
GL.04	Wurde der Verantwortungsbereich für KI in der Verwaltung festgelegt (z. B. Abrechnung und Terminmanagement)	☐	☐	☐	☐	☐	☐	1,0
GL.05	Wurde eine Schulung zu KI in der Ophthalmologie für die Führungsverantwortlichen durchgeführt?	☐	☐	☐	☐	☐	☐	1,2
GL.06	Wurden alle Mitarbeitende über KI-Anwendungen und entsprechende Sicherheitsmaßnahmen unterrichtet/geschult?	☐	☐	☐	☐	☐	☐	1,2
GL.07	Werden Patienten über den KI-Einsatz in der Einrichtung aufgeklärt?	☐	☐	☐	☐	☐	☐	0,8
GL.08	Wurden die Datenschutzvereinbarungen für Patienten (DSGVO) um die Maßnahmen der KI-Verordnung ergänzt?	☐	☐	☐	☐	☐	☐	0,8
GL.09	Wurde die menschliche Kontrolle der KI-Anwendungen nach KI-Verordnung in das Prozessmanagement (z. B. mit QM-Maßnahmen) etabliert	☐	☐	☐	☐	☐	☐	1,0
	Zwischensumme eigene Punktzahl							

Geltungsbereich IT-Abteilung
(Siehe Tab. 13.2).

Tab. 13.2 Checkliste Geltungsbereich IT-Abteilung

Nr.	Frage	1	2	3	4	5	6	PRIO
IT.01	Wurde eine Marktanalyse zu Einsatzmöglichkeiten IT-basierter KI-Systeme in der Einrichtung erstellt und/oder bestehende KI-Systeme nach KI-VO dokumentiert (zusammen mit Vertretern aller Abteilungen und Ressorts)?	☐	☐	☐	☐	☐	☐	1,0
IT.02	Wurde das Angebot der bestehenden IT-Partner im KI-Bereich analysiert (Aufwand-Nutzen-Analyse) z. B. KIS, ePA, PACS, ERP, Studien SW etc.?	☐	☐	☐	☐	☐	☐	1,2
IT.03	Wurde die Medizintechnik auf IT-basierte KI analysiert und in Zusammenarbeit mit dem Hersteller dokumentiert?	☐	☐	☐	☐	☐	☐	1,0
IT.04	Wurden die direkten Partner (IT-Dienstleister, Softwareanbieter, Cloud-Provider, Medizintechnik- und Medizinproduktelieferanten) auf die neuen Anforderungen der KI-Verordnung verpflichtet (in Zusammenarbeit mit Einkaufs- und Rechtsabteilung)?	☐	☐	☐	☐	☐	☐	1,0
IT.05	Wurde ein Plan für Monitoring Prozesse & Audits zur regelmäßigen Überprüfung der KI-Rechtskonformität von Lieferanten & Dienstleistern erstellt?	☐	☐	☐	☐	☐	☐	0,8
IT.06	Wird die Ethikkommission bei neuen relevanten KI-Systemen eingebunden?	☐	☐	☐	☐	☐	☐	0,6
IT.07	Wurde eine 3-Jahresplanung (36-Monate Curriculum) erstellt (Abstimmung mit allen relevanten Abteilungen (z. B. mit QM-Zielen)?	☐	☐	☐	☐	☐	☐	1,0
IT.08	Wurde das IT-Krisenmanagement und die Kontinuitätsplanung den neuen KI-Anforderungen angepasst?	☐	☐	☐	☐	☐	☐	1,2
IT.09	Wurden die Management-Systeme (ISMS, DSMS, QMS) den neuen Anforderungen nach KI-VO angepasst (Zusammenarbeit mit QM-Abteilung)?	☐	☐	☐	☐	☐	☐	1,0
IT.10	Wurden Hochrisiko KI-Systeme dokumentiert und bei der EU-Datenbank registriert?	☐	☐	☐	☐	☐	☐	1,2
IT.112	Wurde eine aktuelle „Gap and Risk Analysis" für die IT-Abteilung durchgeführt und eine Erledigung der offenen Punkte mit Zieldatum geplant?	☐	☐	☐	☐	☐	☐	1,0
	Zwischensumme eigene Punktzahl							

13.2   Checkliste für KI-Leitlinie

Digitalisierungs- und Innovationsleitlinie (DILL) für die ophthalmologische Einrichtung
(die einzelnen Leitsätze (LS) werden regelmäßig nach QM-Normen aktualisiert)

LS01

Die Leitlinie begleitet die standardisierte und strukturierte Digitalisierung der Augenarztpraxis/der Augenklinik und stellt gleichzeitig ständige Innovationsentwicklungen für eine bessere Versorgung sicher.

LS02

Sie orientiert sich an rechtlichen Rahmenbedingungen wie das NIS-2 Umsetzungsgesetz, das SGB V § 391, die Verordnung zur Anwendung der Künstlichen Intelligenz (KI-VO), der Datenschutz Grundverordnung (DSGVO) und alle weiteren nationalen Rechtsvorschriften.

LS03

Der Schutz von Patienten, Mitarbeitenden, vertraulichen und sensiblen Daten, kritischen Infrastrukturen hat höchste Priorität.

LS04

Der Geltungsbereich ist umfassend definiert und gilt für alle IT-Systeme, digitale Medizintechnik und Medizinprodukte sowie Anwendungen der Künstlichen Intelligenz (KI). Verpflichtet dazu sind alle Mitarbeitenden, Dienstleister, Lieferanten und Partner.

LS05

Es gelten die elementaren Grundsätze der Informationssicherheit:
- Die Vertraulichkeit schützt sensible Personen- und Sachdaten vor unberechtigtem Zugriff
- Die Integrität stellt sicher, dass alle Daten unverfälscht und korrekt sind
- Die Verfügbarkeit gewährleistet kontinuierliche Funktionsfähigkeit insbesondere aller kritischen System

LS06

Alle Mitglieder (auch einer erweiterten) Geschäftsleitung tragen die Gesamtverantwortung für die Informationssicherheit. Sie haftet nach den NIS-2 Verpflichtungen bei Verstößen persönlich. Die Mitglieder der Geschäftsleitung

haben an einer rechtskonformen Schulung teilgenommen und wiederholen
regelmäßig diese Weiterbildungsmaßnahmen.

LS07
Zur Gewährleistung der Rechtskonformität werden für wichtige Regulatorik Be-
reiche Beauftragte eingesetzt. Das gilt insbesondere für:
- ISB Informationssicherheitsbeauftragte
- KIB Künstliche Intelligenz Beauftragte
- DSB Datenschutzbeauftragte
- QMB Qualitätsmanagement Beauftragte

LS08
Alle Mitarbeitenden sind verpflichtet, regelmäßig an Schulungen teilzunehmen.
Die Schulungen werden über einen Schulungsplan (Curriculum) geplant und
dokumentiert.

LS09
Mitarbeitende erledigen ihre Aufgaben nach den Rahmeninformationen einer individuellen Stellen- und Aufgabenbeschreibung. Sie sind mitverantwortlich für
die Aktualisierung bei Änderungen oder Ergänzungen von Aufgaben.

LS10
Künstliche Intelligenz kann die Patientenversorgung bei professioneller Anwendung deutlich verbessern. KI-Systeme werden vor einem Standard-Einsatz validiert. Dazu gehört die Freigabe durch die Beauftragten für KI, IT-Sicherheit
und Datenschutz.

LS11
Patienten werden über den Einsatz von KI informiert, soweit es sich um Hoch-
risiko-IT handelt, informiert und aufgeklärt. Dazu werden möglichst schriftliche Informationen in leicht verständlicher Sprache für die Mitarbeitenden vor-
bereitet.

LS12
Hochrisiko-KI wird vor dem Einsatz identifiziert und Vorteile und Risiken abgewo-
gen. Es wird sichergestellt, dass eine menschliche Kontrolle und ein Eingriff bei
Bedarf möglich ist. Mit den Medizintechnik-Partnern wird eine intensive Kommunikation gepflegt, um integriert Hochrisiko-KI korrekt und sicher an-
zuwenden.

LS13

Alle Mitarbeitenden haben ein hohes Sicherheitsbewusstsein und erkennen und kommunizieren mögliche Risiken für immaterielle und materielle Schäden in der Einrichtung. Sie berichten diese Risiken in dafür vorgesehenen Prozessen. An der Reduzierung der Risiken arbeiten alle Mitarbeitenden verantwortlich mit.

LS14

Auch bei der sichersten Organisation lassen sich Störfälle nicht immer ganz vermeiden. Deshalb ist ein strukturiertes Notfallmanagement für alle Risiken etabliert Die Prozesse des Notfallmanagements sind allen Mitarbeitenden bekannt und vertraut.

LS15

In einem sich ständig ändernden medizinischen Versorgungsumfeld ist es wichtig, laufend Optimierungen im Sinn der Patienten und der Mitarbeitenden umzusetzen. Das PDCA-Konzept (Plan-Do-Check-Act) wird deshalb in Zusammenarbeit des QMB praktiziert.

LS16

Diese Leitlinie wird einmal jährlich oder bei aktuellem Anlass an neue Anforderungen angepasst. Die aktuellen Versionen werden allen Mitarbeitenden zur Verfügung gestellt.

Jede Leitlinie muss datiert und unterschrieben sein und entsprechend archiviert werden.

13.3 VA zur KI-Einführung in der Ophthalmologie

Verfahrensanweisung (VA) Identifikation, Klassifikation und Dokumentation von Systemen die nach der KI-Verordnung eingesetzt werden

Übersicht

Diese VA dient der internen Unterstützung der KI-, QM-, Datenschutz- Beauftragten und -Koordinatoren (KIMB, QMB/DSB/DSK) in medizinischen und pflegerischen Einrichtungen wie Krankenhäusern, Praxen, Kliniken, MVZ, speziell bei der rechtskonformen Umsetzung der Künstlichen Intelligenz (KI).

Ziel und Zweck

Die Verfahrensanweisung hat das Ziel, die Abläufe und allgemeinen Regelungen zum KI-Einsatz, QM und Datenschutz in strukturierten Prozessen und Verfahren transparent umzusetzen und gut verständlich darzustellen. Ziel dieser Beschreibung ist die Vereinheitlichung der Abläufe und der Sicherstellung der Vollständigkeit und Qualität.

Anwendungsbereich

Diese Anweisung gilt für die Durchführung von allen KI-unterstützten Prozessen in allen Bereichen der Einrichtung.

Der Anwendungsbereich ist unabhängig von den Standorten der Einheiten und ist definiert für alle Bereiche, in denen personenbezogene Daten, erfasst, verarbeitet, übertragen und gespeichert werden.

Verantwortung

Gemeinschaftlich verantwortlich sind mehrere Einrichtungsbereiche und Personen:

- Geschäftsführung
- KI-Beauftragte
- Rechtsabteilung/Rechtsvorstand
- Datenschutz- und Cyberschutz- Beauftragte
- IT-Abteilung
- Fachabteilungen, die die betroffene KI einsetzen

Prozesse

Schritt 1

Bildung einer KI-Arbeitsgruppe aus Mitgliedern der Leitung der Eirichtung und Vertretungen der betroffenen Abteilung.

Schritt 2

Durchführung einer globalen KI-Bestandsaufnahme von vorhandenen und konkret geplanten KI-Anwendungen.

Schritt 3

Anlage eines KI-Registers mit allen relevanten Daten über Herkunft, Anwendungen, Zuständigkeiten etc. (Siehe Datensatz)

Schritt 4

Orientierung aller Beteiligten zu Grundkenntnissen in KI, speziell auch im Gesundheitswesen

Schritt 5

Durchführung der Risikoanalysen für die Hochrisiko KI-Anwendungen mit Dokumentation und Anwendungsanweisungen nach Art. 6 ff KI-Verordnung

Schritt 6

KI-Synchronisierung der internen Assistenz- und Managementsystemen
- Informationssicherheit mit ISMS
- Datenschutz mit DSMS
- Qualitätsmanagement mit QMS
- Patientenaufklärung mit PAMS

Aktualisierung aller digitalen MS

Schritt 7

Launch eines umfangreichen Schulungsprogramms für alle KI-Bereiche mit Integration in das eirichtungsinterne Curriculum

Schritt 8

Anlage eines umfassenden KI-Berichts nach Vorgabe des vollständigen KI-Registers

Schritt 9

Durchführung eines KI-Audits mit ausführlichem Bericht, gegebenenfalls mit externer Unterstützung.

Schritt 10

Etablierung eines übergreifenden PDCA-Systems (Plan-Do-Check-Act) i Rahmen des QMS.

In Abhängigkeit der individuellen Situation der Organisation kann die Reihenfolge der Schritte variiert werden.

Mitgeltende Dokumente
- KI-Verordnung (jeweils die aktuell veröffentlichte Version)
- Datenschutzgrundverordnung DSGVO

Ausblick und Empfehlungen 14

Künstliche Intelligenz (KI) ist bereits im Jahr 2025 zu einem festen Bestandteil im Gesundheitswesen geworden. Die wichtigsten KI-Elemente basieren auf den Software-Entwicklungen bei KIS- und PVS-Systemen sowie Medizintechnik-Anwendungen. Der Wettbewerb in der IT-Industrie forciert die Entwicklungen der Künstlichen Intelligenz. Im Regelfall haben die Anwender die Wahl bei Updates, ob sie KI-Unterstützung nutzen oder ausklammern wollen. Einige Anbieter integrieren aber KI-Komponenten bereits obligatorisch in ihre Software, beispielsweise bei Interpretation von Testergebnissen. Insofern haben Verantwortliche in der ophthalmologischen Versorgung die Aufgabe alle IT-Anwendungen nach KI-Funktionen zu prüfen und zu dokumentieren.

Eine wichtige Voraussetzung für die rechtskonforme Umsetzung der KI-Verordnung ist die Festlegung der Verantwortung für die Künstliche Intelligenz. Eine Monitoring Checkliste ist dabei hilfreich, die unterschiedlichen Aspekte und Maßnahmen einzuordnen.

C. Wente-Waedlich et al., *KI in der ophthalmologischen Versorgung*, essentials, https://doi.org/10.1007/978-3-662-72886-4_14

Was Sie aus diesem *essential* mitnehmen können

- Basisinformationen zum potenziellen Einsatz von KI-Systemen in der Ophthalmologie (aktueller Status Q1 2026)

(Updates können über Web-Portale abgerufen werden)

- KI-Grundkenntnisse zur (gesetzlich vorgeschriebenen) Informationssicherheit im Gesundheits- und Sozialwesen (Schulungen, Risikoanalysen, Maßnahme Planungen)
- Unterstützung bei der KI-Fortbildung und Unterstützung für „Job Enrichment" für alle Beschäftigungsgruppen in der ophthalmologischen Versorgung
- Aufklärung zu KI-Einsatz für ambulante und stationäre ophthalmologische Versorger
- Beispiele für Verfahrensanweisungen, Checklisten und Standardtexte z. B. für Einsatz von Hochrisiko-KI in der Augenheilkunde (z. B. Testinterpretation von OCT und Perimetrie-Ergebnissen)
- Vorschläge für Schulungspläne zu KI für Führungskräfte und Mitarbeitende in allen Abteilungen
- Perspektiven zur Zukunft der Künstlichen Intelligenz in der Ophthalmologie

Glossar

Algorithmus Regelformeln für Lösungen von Aufgaben und Problemen werden als Algorithmen bezeichnet. Sie verarbeiten Daten nach mathematischen und statistischen Regeln.

Autonome Systeme Autonome Systeme können anspruchsvolle Aufgaben selbstständig lösen. Sie erstellen eigene Handlungspläne zur Umsetzung von Problemstellungen.

Bot Ein digitales Programm, das wiederkehrende Aufgaben automatisiert bearbeiten kann, wird als Bot bezeichnet. Bekannt sind beispielsweise Chatbots im Internet oder Game Bots in der Spiele-Industrie.

BSI Bundesamt für Sicherheit in der Informationstechnik, zuständig für alle rechtlichen Anweisungen zur Datensicherheit

Chat GPT Das bekannteste KI-System ist „Chat GPT". GPT steht für „Generative Pre-trained Transformer". Entwickelt wurde das System von der US-Firma OPEN AI. Es ist inzwischen von Microsoft in das Windows Betriebssystem als „Copilot" integriert. Mehr als 800 Mio. Nutzer weltweit arbeiten inzwischen mit diesem marktführenden KI-Programm.

Deep Learning KI-Anwendungen basieren heute häufig auf Deep Learning. Es basiert auf einem Mehrschichtenmodell. DL ist heute die Grundlage vieler moderner KI-Anwendungen.

LOINC Logical Observation Identifiers Names and Codes ist ein internationaler Standard zur Identifikation und Strukturierung medizinischer Laborergebnisse und klinischer Beobachtungen. In Kombination mit KI wird LOINC in verschiedenen Projekten, wie z. B. FHIR-Starter eingesetzt.

© Der/die Herausgeber bzw. der/die Autor(en), exklusiv lizenziert an Springer-Verlag GmbH, DE, ein Teil von Springer Nature 2026
C. Wente-Waedlich et al., *KI in der ophthalmologischen Versorgung*, essentials, https://doi.org/10.1007/978-3-662-72886-4

KI-Ethik   Die Ethik im KI-Kontext definiert Prinzipien und Grundsätze als moralische und grundsätzliche Leitlinie für eine nachhaltige Entwicklung und Anwendung von KI-Systemen.

KI   Siehe Künstliche Intelligenz

KI-Testdaten   Datenstrukturen zur Validierung und auch Entwicklung von professionellen KI-Modellen und -Anwendungen

KI-Verordnung   Die EU-Verordnung 2024/1689, international AI-Act, ist das erste umfassende Gesetz für Unternehmen und Organisationen. Vor allem auch für Krankenhäuser gelten die Verpflichtungen für Hochrisiko-KI, bei der Personendaten betroffen sind.

Künstliche Intelligenz   KI (Abkürzung für Künstliche Intelligenz) soll menschliches Denkvermögen maschinell abbilden. Zu den KI-Lösungen gehören das Lernen, das Lösen von Problemen, das Lernen und das Verstehen. KI hat viele Facetten, die erst in vielen Jahren erschlossen werden können. Für die Medizin bedeutet KI die wichtigste Perspektive der nächsten Jahrzehnte.

LLM – Large Language Models (LLMs)   Large Language Models (LLMs) sind große Sprachmodelle, die auf riesigen Mengen von Textdaten trainiert werden, um Sprache zu verstehen und Anfragen zu verarbeiten. Bekannte Beispiele für LLMs sind GPT von OpenAI oder BERT von Google. Sie dienen als Grundlage für viele KI-Anwendungen, insbesondere in der generativen KI.

Machine Learning   Siehe Maschinelles Lernen

Maschinelles Lernen   KI-Funktionen, bei denen Computerprogramme aus Daten lernen, Muster erkennen und Entscheidungen treffen. Beispiel: Ein System lernt, Netzhautveränderungen als unbedenklich oder gefährlich zu klassifizieren.

MDR   Medizinprodukte Verordnung, relevant für Medizintechnik im Gesundheitswesen, die immer stärker mit KI kombiniert wird.

Natural Language Processing (NLP)   Technologie zur Interpretation menschlicher Sprache durch Software. Sie wird NLP wird u. a. zur automatischen Auswertung von Arzt- oder Pflege-Berichten verwendet.
(nicht zu verwechseln mit Neuro-Linguistischer Programmierung)

Neuronale Netze   Digitale Computermodelle, die dem menschlichen Gehirn nachentwickelt wurden. Sie bestehen aus miteinander verbundenen „Neuronen". Sie können Muster in Bildern, Sprache oder Bewegungsdaten erkennen.

NIS/NIS-2   Die Richtlinie EU 2022/2555 ist eine EU- Verordnung zur Stärkung der Cybersicherheit in kritischen Infrastrukturen, insbesondere auch Krankenhäuser, Pflegeeinrichtungen und größere Gesundheitseinrichtungen. NIS steht für „Netzwerk- und Informationssicherheit".

PACS Picture Archive & Communication System organisiert die Bildverarbeitung in der Medizin, zunehmend auch mit KI.

Prompts Ein Prompt ist die Eingabeaufforderung an ein Large Language Model (LLM). Durch Prompts wird der Kontext für die Arbeit mit KI-Modellen definiert. Dabei enthalten Prompts Anweisungen, Fragen oder auch Zusatzinformationen. Wie beim Googlen gilt: Je klarer ein Prompt, desto besser das Ergebnis.

Robotik In der Robotik werden Maschinen entwickelt, die selbstständige Aufgaben durcführen können. KI ist mit der Robotik eng verzahnt und gibt Robotern die Fähigkeit, intelligent zu handeln. Beispiele sind Roboter in der Pflege. Sie können Routineaufgaben selbstständig übernehmen und Pflegende entlasten.

Schwache KI Häufig als „spezialisierte KI" bezeichnet. Sie wurde dazu entwickelt, bestimmte Aufgabe zu lösen. Schwache KI ist z. B.– z. B. Spracherkennung, Bildanalyse oder Diagnostik

Starke KI Eins starke KI existiert bislang nicht, da es eine hypothetische Form mit menschenähnlicher Intelligenz ist. Dazu gehört dann auch Bewusstsein, und komplexes Denkvermögen.

Smart Data Unter Smart Data (intelligente Daten) versteht man strukturierte Informationen im Gegensatz zu „Big Data", die unstrukturiert sind. Smart Data sind die Grundlage für die Entwicklung von KI.

Subsymbolische KI Einfaches Lernen aus Daten ohne Algorithmen wird auch als subsymbolisches KI oder konnektionistisches. Das Konzept orientiert sich an den Funktionen des menschlichen Gehirns.

Supervised Learning Siehe „Überwachtes Lernen)

Symbolische KI „Good Old-Fashioned AI" (GOFA) oder symbolische KI wurde früher zur Erklärung von bestimmten Sachverhalten mit „wenn-dann" Erläuterungen angewendet.

Weiterführende Literatur und Referenzen

American Academy of Ophthalmology (2025) Artificial intelligence. https://www.aao.org/education/artificial-intelligence. Zugegriffen: 8. Jan 2026

Boland MV, Hwang TS, Hribar M, Goetz K, Borkar D, Brown EN, Baster SL, Fuhrmann L (2025) Data Standards in Eye Care. EyeWiki. https://eyewiki.org/Data_Standards_in_Eye_Care. Zugegriffen: 7. Jan 2026

Bundesinstitut für Arzneimittel und Medizinprodukte (2025) Informationen zu SNOMED CT. https://www.bfarm.de/DE/Kodiersysteme/Terminologien/SNOMED-CT/Informationen/_node.html. Zugegriffen: 8. Jan 2026

BVA und DOG Redaktionskomittee (2025) Stellungnahme der Deutschen Ophthalmologischen Gesellschaft und des Berufsverbandes der Augenärzte Deutschlands, Ethische Aspekte bei der Entwicklung, Zulassung und Implementierung von Anwendungen in der Augenheilkunde, die auf künstlicher Intelligenz basieren.

Chuvarayan Y, Finger RP, Köberlein-Neu J (2020) Economic burden of blindness and visual impairment in Germany from a societal perspective: a cost-of-illness study. Eur J Health Econ 21:115–127

Deutsche Diabetes Gesellschaft, Deutscher Gesundheitsbericht Diabetes (2018–2026) https://www.ddg.info/politik/veroeffentlichungen/gesundheitsbericht. Zugegriffen: 8. Jan 2026

DICOM. https://www.dicomstandard.org/

Dow ER, Khan NC, Chen KM, Mishra K, Perera C, Narala R, Basina M, Dang J, Kim M, Levine M, Phadke A, Tan M, Weng K, Do DV, Moshfeghi DM, Mahajan VB, Mruthyunjaya P, Leng T, Myung D (2023) AI-Human Hybrid Workflow Enhances Teleophthalmology for the Detection of Diabetic Retinopathy. Ophthalmol Sci 3(4):100330 https://doi.org/10.1016/j.xops.2023.100330

Gerhart M. MDR (2025) Johner Institute North America Classification Rule 11: The classification nightmare? https://blog.johner-institute.com/regulatory-affairs/mdr-rule-11/. Zugegriffen: 8 Jan 2026

Grzybowski A (Hrsg) (2025) Artificial intelligence in ophthalmology, 2. Aufl. Springer, Cham

Grzybowski A, Brona P (2023) Approval and Certification of Ophthalmic AI Devices in the European Union. Ophthalmol Ther 12(2):633–638.

Han JED, Liu X, Bunce C, Douiri A, Vale L, Blandford A, Lawrenson J, Hussain R, Grimaldi G, Learoyd AE, Kernohan A, Dinah C, Minos E, Sim D, Aslam T, Patel PJ, Denniston AK, Keane PA, Balaskas K (2022) Teleophthalmology-enabled and artificial intelligence-ready referral pathway for community optometry referrals of retinal disease (HERMES): a Cluster Randomised Superiority Trial with a linked Diagnostic Accuracy Study-HERMES study report 1-study protocol. BMJ Open 12(2):e055845

Hirneiß C, Kampik A, Neubauer AS (2014) Volkswirtschaftliche Kosten von Augenerkrankungen [Macroeconomic costs of eye diseases]. Ophthalmologe 111(5):420–427

Hoskins HD Jr, Hildebrand PL, Lum F (2008) The American Academy of Ophthalmology adopts SNOMED CT as its official clinical terminology. Ophthalmology 115(2):225–226

Kalaw FGP, Xinji Cai C, Moussa K, Toy BC, Shantha J, Borkar DS, Baxter SL (2024) Gap analysis of retinal diagnostic codes in SNOMED International. Invest Ophthalmol Vis Sci 65(7):814

Mossböck, G (2025), Glaukom und künstliche Intelligenz, Medical Network, Springer-Verlag GmbH, Wien – 08-2025 https://medical-network.at/erkrankungen/glaukom/glaukom-und-kuenstliche-intelligenz/. Zugegriffen: 15. Dez 2025

Ong AY, Taribagil P, Sevgi M et al (2025) A scoping review of artificial intelligence as a medical device for ophthalmic image analysis in Europe, Australia and America. npj Digit Med 8:323

Pfau M (2025) Künstliche Intelligenz in der Augenheilkunde. In: Pfeiffer N, Cursiefen C, Holz F, Lagrèze G, Wolf A (Hrsg) Die Augenheilkunde. Springer Berlin, Heidelberg

Poplin R, Varadarajan AV, Blumer K, Liu Y, McConnell MV, Corrado GS, Peng L, Webster DR (2018) Prediction of cardiovascular risk factors from retinal fundus photographs via deep learning. Nat Biomed Eng 2(3):158–164

Quon JC, Long CP, Halfpenny W, Chuang A, Cai CX, Baxter SL, Daketi V, Schmitz A, Bahroos N, Xu BY, Toy BC (2024) Implementing a Common Data Model in Ophthalmology: Mapping Structured Electronic Health Record Ophthalmic Examination Data to Standard Vocabularies. Ophthalmol Sci 5(2):100666

Ramasamy K, Mishra C, Kannan N, Namperumalsamy P, Sen S (2021) Telemedicine in diabetic retinopathy screening in India. Ind J Ophthalmol 69:2977–2986

Ting DSW, Pasquale LR, Peng L, Campbell JP, Lee AY, Raman R, Tan GSW, Schmetterer L, Keane PA, Wong TY (2019) Artificial intelligence and deep learning in ophthalmology. Br J Ophthalmol 103(2):167–175. https://pmc.ncbi.nlm.nih.gov/articles/PMC6362807/. Zugegriffen: 8. Jan 2026

Yim J, Chopra R, De Fauw J, Ledsam J, (2020) Using AI to predict retinal disease progression. https://deepmind.google/discover/blog/using-ai-to-predict-retinal-disease-progression/. Zugegriffen: 8. Jan 2026

<u>GPSR Compliance</u>

*The European Union's (EU) General Product Safety Regulation (GPSR)
is a set of rules that requires consumer products to be safe and our
obligations to ensure this.*

*If you have any concerns about our products, you can contact us on
ProductSafety@springernature.com*

In case Publisher is established outside the EU, the EU authorized
representative is:

Springer Nature Customer Service Center GmbH
Europaplatz 3
69115 Heidelberg, Germany

Batch number: 10130196

Printed by Printforce, the Netherlands